自然と科学技術シリーズ

硝酸塩は本当に危険か

崩れた有害仮説と真実

J.リロンデル、J-L.リロンデル著
越野正義訳

農文協

「理論化はそれが事実に基づく限り、また観察されたことから系統的に演繹される限り承認されるべきものである。」

ヒポクラテス（紀元前およそ400年）によるといわれる

「真実の教えを尊重する第一の義務は…
それを当然のこととしないことである。」

ジャック・リヴィエル（1886〜1925）

NITRATE AND MAN:TOXIC,HARMLESS OR BENEFICIAL?
by J.L'HIRONDEL&J-L.L'HIRONDEL
Copyright ©2002 by CAB International

Japanese translation rights arranged with CAB International through
Japan UNI Agency, Inc., Tokyo.

日本語版の刊行にあたって

1970年ごろであろうか，野菜の硝酸による乳児のメトヘモグロビン血症が伝えられ，以降30年余り，その一例だけが繰り返し使われ，窒素肥料の過剰施用に伴う問題のひとつであるかのようにいわれてきた。

私には，ホウレンソウやニンジンは日常食としてヒトに摂取され続けている品目であること，また硝酸イオンあるいは硝酸塩は新たに登場した人工的な化学種でも稀少な物ではないこと，その2点から見て，健康被害の報告があまりにも少なく，その後，途絶えてしまったことが不思議でならなかった。

この疑問に本書は真っ正面から答えており，私と同じ疑問をもつ多くの読者の目からウロコを払い落としてくれるであろう。

本書は硝酸イオンや硝酸塩のヒトの健康への影響を体系的に明らかにした医学研究の報告であるとともに，消費者の安全に万全を尽くすという旗印のもとで，非科学的データまたはデータの非科学的利用により公的部門がよけいな規制をひねり出した一例として，現代のリスク管理の非合理性を指摘する書でもある。

著者は医学者として硝酸の健康リスクの誤謬をあくまで医学，ないし保健行政の問題としているが，リスクを喧伝し，誤謬を社会的に拡げていったことに対しては，むしろ他分野の科学者にも責任があると思われてならない。私は土壌肥料学を専門と

するものであるが，印象をいえば文頭に述べたような状況は内外の同僚，あるいは環境学者によってもつくり出されたのである。彼らは硝酸による健康被害を研究したのではなく農業技術あるいは環境科学における窒素の研究をすすめるうえで，この問題をモチベーションのひとつとして取り上げた。これは必ずしも否定されるべきことではないが，「多数の専門家が硝酸の健康有害性を指摘している」というように，その論述が一人歩きし，誤謬を無批判に喧伝するという現代特有の社会的な力学が働いたと思われる。同様の力学は，人々の暮らしに関係する多くの科学技術で働きつつあり，ときに社会的誤謬を招いている。これは科学者に与えられたきわめて今日的な課題であろう。学術や科学技術の世界では予算を確保し，よい評価を得るため，モチベーションを喧伝することで自らの研究の重要性を飲み込ませようとする傾向が年々強くなっているように思える。私たちの仕事は，モチベーションではなく，研究における仮説の有用性と検証の合理性で評価されることを忘れてはならない。こんな当たり前のことを改めて考えさせられた。

　本書ではヒトの生理医学，臨床医学，疫学調査の精密な検証が記述され，冗長で読みにくい面があるかもしれない。硝酸塩の健康影響についてズバリどうなんだ，と思う読者は検証結果をQ&A形式で整理した第5, 6章から読み始めるとよい。消費者としての一般読者，食品学者，栄養学者，それから私と同様，この問題に関心と疑問をもつ農業および農学の関係者は，ここで硝酸による健康問題の要点を正確に理解することができるだろう。

　余談だが，わが国の衛生学者による動物試験が本書でとりあげ

られ（第6章3，147ページ），信頼しうる検証として世界的に評価されたことを知るのは読者にとって頼もしく誇らしいことではなかろうか。

平成18年10月

　　　　　　　　　　　　　　　東京農業大学総合研究所　教授
　　　　　　　　　　　　　　　三輪　睿太郎

目　次

日本語版の刊行にあたって ……………………………………… i
序　文 ……………………………………………………………… 1
まえがき …………………………………………………………… 4
謝　辞 ……………………………………………………………… 6
緒　言 ……………………………………………………………… 7

第1章　医薬における硝酸塩の歴史 …………… 11

《囲み》
1.1. 硝石の天然および人工の鉱床　14
1.2. 硝酸塩を含む薬品　15
1.3. 調味料としての硝酸塩　17
1.4. 硝酸塩が亜硝酸塩に変化したあとの抗菌作用—1930年代以降に食品研究者に知られるようになった効果　18

第2章　自然界の窒素循環と自然肥よく性 … 21

1　窒素循環 …………………………………………………… 22
(1) 地球的循環 ……………………………………………… 23
(2) 水中の硝酸塩 …………………………………………… 25
(3) 大気からの窒素 ………………………………………… 25

2　自然界における肥よく性の増加 …………………… 27

《囲み》
2.1. 養分の投入と淡水および海洋環境における富栄養化　29

目 次 —v—

第3章　体内での硝酸塩の生成と代謝……33

1　硝酸塩は代謝産物 …………………………………33
2　体内の硝酸塩はどこから？ ………………………35
　(1) 食事からの摂取と体内合成 ……………………35
　(2) 体内合成のカギは一酸化窒素の生成 …………36
　(3) 一酸化窒素の役割はきわめて重要 ……………39
3　体内における硝酸塩の代謝変換とその行方 ……41
4　口内唾液による硝酸塩から亜硝酸塩への変換 …45
　(1) 硝酸塩から亜硝酸塩，さらにアンモニアへ …45
　(2) 唾液中と血漿中の硝酸塩レベルはパラレル …48
5　胃における硝酸塩と亜硝酸塩の動向 ……………49
6　まとめ ………………………………………………51

　《囲み》
　3.1. 硝酸イオンの分泌　34
　3.2. 代謝物研究における標識N（窒素）の利用　43
　3.3. 人間における亜硝酸塩の生成　46
　3.4. 硝酸塩の代謝を研究するための実験動物　52

第4章　体液中の硝酸塩濃度の変動と役割 …55

1　健康な人間の硝酸塩濃度変化 ……………………56
2　病理的な条件下での変化 …………………………60
3　結　論 ………………………………………………63

第5章　硝酸塩は本当に危険か——科学的再考 ……65

1　乳児におけるメトヘモグロビン血症のリスク ………66
　(1)　メトヘモグロビン血症とは …………………………66
　(2)　メトヘモグロビン血症の原因とその問題点 ………68
　(3)　ニンジンスープに起因する症例の検討 ……………71
　(4)　ホウレンソウに起因する症例の検討 ………………76
　(5)　腸炎に起因する症例の検討 …………………………78
　(6)　井戸水に起因する症例の検討 ………………………81
　　最初の報告と仮説　82／消化器官で硝酸塩が亜硝酸
　　塩に変わるか？　83／地理的，時代的な分布のかた
　　より　85／供給飲料水の性質　91／水中硝酸塩含量
　　との因果関係　93／問題は衛生的観点の有無　96
　(7)　飲料水中の硝酸塩が原因とはいえない ……………97

2　成人のガンのリスク …………………………………100
　(1)　N-ニトロソアミン類と発ガン性 ……………………100
　(2)　N-ニトロソ化合物の体内生成 ………………………102
　(3)　動物実験と疫学調査の結果 …………………………106
　(4)　硝酸塩摂取をガン発生の原因に導く証拠はない …111

3　その他の不当な申し立て ……………………………116
　(1)　妊婦とその胎児，新生児に対するリスク …………116
　(2)　遺伝子毒性のリスク …………………………………117
　(3)　先天的奇形のリスク …………………………………119
　(4)　甲状腺肥大の傾向 ……………………………………120
　(5)　高血圧の早期発生 ……………………………………121
　(6)　小児糖尿病の発生増大 ………………………………122

(7) 条件反射能力の低下など，そのほかのリスク ………122
4　いずれの健康リスクも実証されていない……………124

　《囲み》
　5.1. チョコレート色の血液とメトヘモグロビン血症　74
　5.2. 野菜を含む市販ベビー食品　77
　5.3. 井戸水に起因する乳児のメトヘモグロビン血症の事例に
　　　関連した井戸について　82
　5.4. 発ガン性のあるN-ニトロソ化合物　103
　5.5. N-ニトロソプロリン試験法　104
　5.6. リューマチ様関節炎，一酸化窒素，硝酸塩およびガン　112

第6章　硝酸塩の規制は正当化できるか……127

1　飲料水の硝酸塩規制 ………………………………127
　(1) 規制の歴史 ……………………………………………128
　　コムリーの報告から始まった　128／WHOの勧告と
　　EUの委員会指示　130／逆戻りした基準値　134
　(2) 現在の規制を基礎づけた初期の疫学調査 ……………135
　　一人歩きしたコムリーの「制限値」　136／原著者
　　のコメントを無視して引用されたデータ　139
2　食品の硝酸塩規制 …………………………………141
　(1) 野菜（ホウレンソウ，レタス）の基準 ………………141
　(2) 肉と魚の基準 …………………………………………142
　(3) 離乳食品の基準 ………………………………………143
3　硝酸塩の許容日摂取量と参照投与量の根拠 ………144
　(1) 概説と恣意的計算に導かれた基礎 ……………………145
　　レーマンの報告　145／採用されなかった長期毒性

試験の結果　146／不適切な安全係数　148／RfDの
　　　根拠もあやしい　148
　(2) 亜硝酸塩のADIも再検討が必要 ……………………………149
4　認識の教条化がもたらされた ……………………………151

　《囲み》
　6.1. 井戸水起源メトヘモグロビン血症を防ぐためにコムリー
　　　が行なった飲料水中硝酸塩の規制の提起とその評価　136
　6.2. メトヘモグロビン血症事例での水質に関する原著者の注
　　　釈　140
　6.3. レーマン（1958）からの引用と，FAO/WHOが勧告した
　　　硝酸塩の基礎となった実験　146

第7章　硝酸塩の健康に対する効果 …………153

1　さまざまな感染症を防ぐ ……………………………………153
　(1) 口や消化器官での働き ………………………………………154
　　　酸性条件下で殺菌物質を生成　154／口中での殺カ
　　　ビ効果　155／殺菌効果　156
　(2) そのほかの器官での抗菌効果 ………………………………159
　　　皮膚上で　159／呼吸器官で　160／下部尿管で
　　　160／抗ウイルス効果の可能性も　160
2　高血圧や心臓血管病を防ぐ可能性がある …………………161
3　胃ガンや潰瘍も減らせるかもしれない ……………………164
　(1) 世界的な胃ガンの減少 ………………………………………164
　　　胃ガンの発生とは負の相関　164／ピロリ菌の抑制
　　　166
　(2) 胃潰瘍への有益な効果 ………………………………………167

4 結 論 ……………………………………………168

《囲み》
7.1. 口内の硝酸塩還元菌はどのようにして抗菌作用から逃がれているか　157
7.2. 硝酸塩のもっとも適切な日摂取量はどれだけか　168

第8章　総括および結論 ……………………………169

付録1　換算係数および換算表 ………………………173
付録2　食品に用いられる硝酸塩の起源 ……………177
付録3　健康な成人に経口投与した硝酸塩の動態 ……183
付録4　血漿中硝酸塩濃度が高くなる病気および
　　　　治療法 ……………………………………………187
付録5　硝酸塩によるガンの発生および致死率に
　　　　関わる疫学的研究 …………………………………193
付録6　亜硝酸塩や硝酸塩の多量摂取が健康に及ぼす
　　　　短期的影響 ……………………………………200

文　献 ……………………………………………………207
訳者解題 …………………………………………………245

○訳者による注記には＊を付け，原注と区別した。

序　文

　もし，王様が裸だったら，
　　そして硝酸塩の毒性や発ガン性がおとぎ話だったとしたら

　この本はわれわれと同時代に生きる人，毎日その頭に反対の記述が叩きこまれている人，いつも心配な状態で生きることを強いられている多くの人にとって驚きであろう。

　この本はわが国の農業者，この40年間，食物の安全性を確保するために驚くべき努力をし，しかも，しばしば汚染をしていると非難されて何ら報われていない農業者を，安心させるものかもしれない。

　そして，不幸にも水道水の硝酸塩レベルが制限値の50mg NO_3^-/Lを超えている市町村の責任者，それがために，法外な予算上の，また行政上の制約にのど輪攻めのようになっている市町村長にとってはどうなのであろう。

　水の微生物的純度はつねに厳密にチェックされなければならない。しかし硝酸塩含量によってその水質が判断される必要があるのだろうか？　それも，ある日，ある専門家委員会で，一連の印象的な行政資料（それらは相互にコピーしあっており，そのためにすべては事実でなく仮定にもとづいたものなのに，あたかも見解が一致しているという幻想をまき散らしている）を引用しながらの議論で導かれた恣意的な数字にもとづいて判定しなければならないものであろうか。

われわれは，これらの委員会が仮説的に発ガン性のリスクを避けるとして定義された許容日摂取量（ADI）体重1kg当たり3.65mgという数値が，論理的には野菜（とくにホウレンソウはしばしば2000mg/kg以上を含有している）を市場からしめ出すことになるのを知っているだろうか。レタス，キャベツ，ビート，セロリを食べること，そして菜食主義者であることが，自殺的な行為と見なされることを知っているだろうか。

　ジャン・リロンデル教授は，カン大学医学部小児科の科長であったときに，やっかいな医学的な問題であった下痢をしている乳児のメトヘモグロビン血症を効果的に解決した。彼は汚染された哺乳瓶中で微生物の働きで生成した亜硝酸塩こそ有害であり，食事に含まれる硝酸塩はまったく無害なことを証明した。彼は生涯を通して，硝酸塩，自然界と農業生態系におけるその地位，唾液や消化器官，それに大腸生理学上の役割，タンパク質栄養におけるその役割，最近では，宿主の防御システムにおける主要な役割にも興味をもっていた。

　彼のすべてのノート類，回想および研究は，幸運にも保存されており，今日，彼のご子息によりそれらデータを目ざましい収集品として提供していただいた。そしてそれらにもとづいて，すばらしい総合化がなされた。

　人が受け入れた認識を変えることは，いつも困難なことである。アインシュタインは，「ひとつの意見を変えるよりも，ひとつの原子を変えるほうが容易である」とつねづね言っていた。しかしここでの論証は，何人かの栄養学者および毒物学者を長い間確信させてきたように，本書の読者に硝酸塩が無害であり，またそれ

についての議論を再開する必要があることを納得させるのに十分なほど強力である。

　この本は，その生涯をまさに真実の追究者として過ごした人間によって書かれたものであり，論争を引き起こすことを意図したものではない。その意図は，医学者，農学者，政策立案者および責任ある保健当局者が，消費者に不当な心配をさせ，国民の健康に何の利益もないのに巨大な費用を負担させている，あまりにきびしい公式的な姿勢を真剣に再考するように促すことにある。

　　　　　　　　　　教授　アンリ・ルトラデット（1921～1997）
　　　　　　　　　　医学アカデミー会員
　　　　　　　　　　元フランス栄養・食事学会（パリ）会長

まえがき*

　本書『硝酸塩は本当に危険か——崩れた有害仮説と真実』(原題『Nitrate and Man』) は，私の父ジャン・リロンデル教授が主として書いたものであり，私自身の役割は補助的なものである。

　パリ病院の研修医でキャリアをスタートさせた父は，1962～1982年までの20年間，カン大学小児科の教授であった。その職務の間にニンジンスープを与えた乳児にメトヘモグロビン血症が発症した症例を観察する機会があり，1971年に臨床医としての鋭い目でこれを解析，演繹し，真の原因を明らかにすることができた。1982年，それまでの公式発表の弱さに満足できず，彼は毒性があるとされる硝酸塩が無害なことについて，ゼロから調査する課題を自分自身に課した。彼は克明に，そして整然と，それまでにこの問題について公にされた，あるいは現にされているすべての研究を解析し，いくつかの論文を発表した (次ページ参照)。彼はこの世を去る数か月前に，この重大な編集の仕事を諦めたが，それを未完成のままにすることは恥ずかしいことである。

　彼と知り合った人は彼の資質を高く評価していた。この本を読む人は本書の中にそれを見出すであろう。つまり，真実に対する情熱，独立性，不屈の精神，そして彼の顕著な特質だった熱意である。

　この本が人々を考えさせ，人々を知識のひとつのエリアにおいて真実により近づけ，人類の肩にかけられた重荷を軽くすることに貢献できたとすれば，彼の目的は達成されたことになるであろう。

J.-L. L., 1996

L'hirondel, J., Guihard, J., Morel, C., Freymuth, F., Signoret, N. and Signoret, C. (1971) Une cause nouvelle de méthémoglobinémie du nourrisson: la soupe de carrottes. (乳児におけるメトヘモグロビン血症の新しい原因物質．ニンジンスープ)．*Annales de Pédiatrie* 18, 625-632.

L'hirondel, J. (1993a) Le métabolisme de nitrates et des nitrites chez l'homme. (人間における硝酸塩および亜硝酸塩の代謝)．*Cahiers de Nutrition et de Diététique* 28, 341-359.

L'hirondel, J. (1993b) Les méthémoglobinémies du nourrisson. Donnees nouvelles. (乳児におけるメトヘモグロビン血症．新データ)．*Cahiers de Nutrition et de Diététique* 28, 35-40.

L'hirondel, J. (1994) Les nitrates de l'alimentation chez l'homme: métabolisme et innocuité. (人間における食品中硝酸塩：代謝と無害さ)．*Comptes Rendus de l'Académie d'Agriculture de France* 80, 41-52.

＊このまえがきは，本書のフランス語第1版『硝酸塩と人間．毒性の神話』，J. L'hirondel et J. -L. L'hirondel，環境研究所刊，1996，142 pp.に書かれた。

謝　辞

　この本を書くにあたって，よい友人の助力があったことを感謝することは大きな喜びである。とくにオラフ・ベックマンには引退後の多くの時間を割いていただいたことに感謝する。彼の関連文献についての洞察力，科学論文の書き方と発表の経験，英語力にもとづいた多くの指摘は，父と私自身のこの統括的な論文を英語を話す読者に対して準備するのをきわめて容易にした。

　さらに，最初のフランス語版の出版社のクリスチャン・ブソンが本書の実現を温かく励ましてくれたことに，またクリスチャン・カブロル教授とモーリス・ツビアナ教授が機会あるたびに，この科学分野に興味を示してくれたことに感謝しなければいけない。ルシアン・デプレールは，父が在職中に医学実務上の記録を収集するのに大きな手助けをしてくれた。フランソア・サメクには彼の有能な組織的かつ技術的助力に，グリ・エイベルグにはその原稿校正の（ほとんど）終わりのない挑戦に対する忍耐と熟練に感謝する。

　最後に，私の妻モニーク，および子どもたち，シルビア，ブルーノ，マチュー，イレーヌ，ルシーに特別な感謝を表わしたい。彼らは私がこの数年間，この本を書くためにほとんどの夜と週末を使ったことを許してくれた。

緒 言

　毎日，新しい危険に直面している人々が，今日，これまで以上に関心をもっているのは，健康の保護と自然法則を守ることである。

　現在もっとも話題になっている心配ごとのひとつは硝酸イオン（NO_3^-）である。この物質は新しい物質ではなく，古くからある。しかし，想像されている危険は1940年代後半から強調されるようになり，硝酸塩の環境中における存在は大きな関心事になってきている。

　硝酸塩への極端なおそれが社会にまん延しており，正真正銘の毒物と考えられたり，ときにはタバコやアルコールよりもおそれられるようになっている。さらに生水は，たとえ硝酸塩含量がきわめて低いとしても，多くの人にとって触れてはならないものと見なされている。マスメディアが繰り返し報じることで硝酸塩の危険性はさも科学的に厳密に立証され，岩よりも堅固で永遠不変の基本的真実であると受け取られようとしている。

　ダドリーの著書『硝酸塩——食品および水に対する脅威』(Dudlely, 1990) は，この「真実」を代表するものとなっている。しかしながら，これら主張の根拠はなんと弱いものであろうか。

　WHO/FAO食品添加物に関する合同専門家委員会（JECFA）は1962年に人に対する硝酸塩の許容日摂取量（ADI）を設定し，さらにこの同じ年に，アメリカ合衆国公衆衛生局は飲料水中の硝酸塩基準を設定した（第6章）が，このときには硝酸塩について

の知識はまだ初歩的なものでしかなかった。しかし，今日では，科学的研究は50年以上蓄積している。現在では，食品中の硝酸塩と人間の健康の関係についてまったく新しい見地から考えることが可能になっている。

本書の結論は第5章に示してある。ここで私たちは，一般的に信じられていることとちがい，野菜中および水道水中の硝酸塩が人の健康に対してまったく危険がないことを示した。

この第5章の前に，4つの章を置いている。第1章は硝酸塩の医薬における歴史を簡潔に紹介したものであり，歴史的な背景のなかで現在の議論を位置づけている。第2章は視野を広げて，窒素循環における硝酸塩の役割を再考し，自然のなかの硝酸塩の働きを示した。第3章は動物と人間の硝酸塩の代謝について記述しており，第5章を理解するための有益な基礎知識を提供している。第4章は生理学的なあるいは病理学的な視点から体液中の硝酸塩水準について総括し，人体における硝酸塩の自然的な発生例も示す。

第6章は硝酸塩に関する法的規制について検討している。そこでは，1962年には硝酸塩の毒性は一見もっともらしい仮説であったのに，これが正当化されてしまったことを示す。この章ではまた，その後の数十年の間に，証拠もないこの仮説がどのようにして神聖な信条になっていったのかを説明している。第7章では近年に発表された主要な研究を概括し，硝酸塩が感染性消化器病，心臓血管病およびガンの分野で有用な効果があることについて述べている。

結論は楽観的な記述で終わる。食品中の硝酸塩が無害であると

の認識は避けられない。この点についての議論はすでに始まっている (Avery, 1999; Wilson et al., 1999; Solignac, 2001)。変化のときはすぐそこにきている。

「硝酸塩と人間」のような複雑な話題を提起することは困難である。というのは,その主要な論点が,集積した詳細な観察例によって容易にぼやけてしまうためである。そこで理解の一助となるような詳しい情報を集めた6つの付録をつくり,巻末に掲載した。

付録1:換算係数および換算表
付録2:食品に用いられる硝酸塩の起源
付録3:健康な成人に経口投与した硝酸塩の動態
付録4:血漿中硝酸塩濃度が高くなる病気および治療法
付録5:硝酸塩によるガンの発生および致死率に関わる疫学的研究
付録6:亜硝酸塩や硝酸塩の多量摂取が健康に及ぼす短期的影響

第1章 医薬における硝酸塩の歴史

　硝酸塩*と人間に関する現在の知識を見る前に，まず私たちは過去に遡らなければならない。これは古代の理論や慣行が私たちの現在の立場を支持する証拠を提示するためではなく，ただ単純に医薬における硝酸塩の歴史が，硝酸塩に関心のある読者に有用な基礎知識を提供し，考えるための資料となるからである。

　硝石（saltpetre，岩の塩）は海水からの塩（塩化ナトリウム）に対して，ナイター（nitre）とも呼ばれる。硝酸カリウムのことであり，その風解性（結晶が時間とともに粉化する現象）によって洞窟の壁や湿った井戸の底に層をつくっていることがある。硝

---

*　本書の主題である硝酸塩は日本語では通常「硝酸」と呼ばれることが多い。しかし硝酸はHNO_3の形態の酸を意味するのが本来の言葉である。硝酸がアルカリ金属・アンモニウムなどと結合したものが硝酸塩であり，カリウムイオンと結合した硝酸カリウムが別名「硝石」と呼ばれている。同様にナトリウム塩はチリ硝石とも呼ばれている。硝酸塩は水中では電気的に解離して硝酸イオン（NO_3^-）となる。
　水，野菜中などの硝酸塩含量を表現する際に硝酸イオンの量でいうか，硝酸態窒素の量でいうかは国や専門分野によって異なっており，混乱しやすい。アメリカ合衆国や日本の水道水質基準では硝酸態窒素の量で表現しており，ヨーロッパ諸国では硝酸イオンの量で表現することが多い。
　これらについては第6章と付録1に解説されている。

石は古くから人類に知られており，紀元前3世紀のシュメール人の碑文にその存在が記録されている。

　古代アラブの医者は数多くの草本または鉱物質の薬品を見つけ，実験し，そして使った最初の人である。イスラム人によってもたらされた鉱物質の薬品は硝酸銀（月の腐食剤 lunar caustic と呼ばれた）であり，腐食術に用いられた。

　12世紀以降，硝酸塩は西ヨーロッパでは生薬として用いられた。南イタリア・サレルノの医学校は，ヨーロッパで最初のものである。サレルノは医学の祖・ヒポクラテスの町として知られている。サレルノの薬品は12世紀には高く評価されていたが，そのうちの26の薬品および薬草のなかに硝石が引用されている。

　その後，数世紀にわたり硝石の評判は高く，17世紀に至ってもその効用が認められて有用な薬品として高い地位を得ていた。そのためモイス・カラスの『王家生薬・化学薬局方（Pharmacopee Royale Galenique et Chymique）』にも書かれている（Moyse Charras, 1676）。この本は当時の著名な医者ら，たとえばフランス国王，王太子，王妃の主治医ダギン，ルノドー，ファゴンによって承認されていた本である。硝石はさらにニコラス・ルメリーによる『薬品事典（Dictionnaire Universel des Drogues Simples）』（Nicolas Lemery, 1733; 初版は1687）にも重要な薬品として次のように記載されている。「硝石は食欲を増進し，刺激剤や消散剤となる。また，渇きを癒し，利尿剤となり，腐敗を防止し，血液の熱を鎮め，腎臓や膀胱から結石を追い出す」。そこで勧められている薬量は，一日当たり0.5スクループル（0.637g）から1ドラクマ（3.827g）である。

18世紀には硝石の治療効果は無限に拡がり,一般的万能薬とされていた。『携行健康事典』ではすべての患者に勧められていた (L. and de B., 1759)。

硝石は結石の場合の利尿剤や尿の防腐剤,保存剤として,また,性病,睾丸瘤(陰嚢中に水様体液が集積する症状),肺結核(激性消耗病あるいは結核)への抗炎症剤,天然痘,腺ペスト,急性熱症にも処方された。さらに痙攣や当時「ヒステリー熱」とか「子宮の怒り」と呼ばれていた症状の安静剤としても処方された。また目の感染症や白内障の初期にバラ水とともに局部消炎剤として湿布することも勧められていたのである。

19世紀にもこのような処方は伝えられており,1824年に出版された『要約医科学事典』には「硝酸カリウム以上に使われている薬品はほとんどない」と記述されている (Adelon et al., 1824)。しかしアジソン,ブレトノー,ブライト,ディーラフォイ,ホジキンやレンネックなどこの頃の医者のなかには,当時の一般的な見解と慣行に批判的な見解をもっている者もいた。1867年アンブロアーズ・タルドーは「硝酸カリウムが医薬業においてしばしば過剰使用されている」と非難している (Tardieu, 1867)。しだいに硝石の過大な評価は消えていったのである。

硝石を使った療治法は脳水腫を軽減させる効用と,痛み止めや消炎の効用のふたつが残った。

事実,この2世紀前の17世紀にトーマス・ウィルスとモイス・カラスはすでに浮腫(体内のさまざまな部位で細胞組織の液体が集積する症状)に対して硝石を処方していた (Willis, 1674; Charras, 1676)。19世紀にはこの脳水腫に対する効果がとくに認

められたのである。1846年，ドブロインは心不全に対して1日4gの硝石をジギタリスとともに投与して成功した。脳水腫は1週間以内に消失したのである。硝石の効果は，当時ジギタリス乾燥葉抽出物の効果と同等と見なされていたのである（Debreyne, 1846）。

ラ・ピティー病院の部長ゲンドリンは硝石の消炎剤としての効果を認めていた。彼はリューマチ熱の治療に硝石3グロス（11gに相当）を，ガム水または砂糖シロップで7〜20倍に希釈して1日2回20日間投与した（Gendrin, 1837）。

1843年マーチン・ソロンは医学アカデミーにおいて彼がリュウマチ熱33症例に対して硝酸カリウムで治療に成功したと発表した。症状の回復は「投与の最初から恒常的に」始まり，「2, 3日

1.1. 硝石の天然および人工の鉱床

天然の硝石の鉱床は，インドやスリランカ，エジプトの土壌に見られる。特定の硝石労働者組合が14世紀のフランスにあり，彼らは湿潤な井戸の壁にできた硝石を削り取って採取する権利で利益を得ていた。しかしこのような天然の硝石は，火薬メーカーの需要を満たすのには不十分であった。1687年のアウグスブルグ連合戦争が始まるとともに，フランス国王ルイ14世はインドからの硝石輸入を認可した。1775年チュルゴーの影響とラボアジェの助言によって，人工の硝石工場の建設が決まった。

人工硝石工場では，窒素含有物質を含む土を空気とアルカリ物質（燃焼灰，消石灰，泥灰岩など）を作用させて，硝酸化成菌を増殖させる（第2章参照）。この工程に供給する窒素含有物質にはいろいろな種類の分解廃棄物，家畜の排せつ物や死体，あるいはブドウやリンゴの搾りかすなどが用いられた。この工程で硝酸塩が溶出できるようになるまでには2年間が必要であった。

で治療効果が現われないときには投与を中止すべきである」と述べている。この当時の投与量はきわめて多量であり，ときには1日60gにも達していた。ソロンは，「硝酸カリウムは通常の飲み薬に溶解し，その濃度は硝酸カリウムとして10g/L*を超えてはいけない」と警告している。高濃度の硝酸カリウムには消化器官への腐食性があると信じられていた。しかし彼は，この投与量で一部の患者に吐き気や下痢の軽微な副作用を観察していたが，「これらの発生は，とくに治療を中止する必要もなく迅速に解決した」と記載している (Solon, 1843)。

硝石には痛み止めや消炎の効果があることから淋病初期の治療でも利用された。19世紀の薬局では硝石ベースの「旅行者用粉薬」がこの目的で売られた。この薬は10gの硝石を150gの賦形剤(ふけいざい)（アラビアゴム，マシュマロ，甘草，乳糖の混合物）に混合したもので，1日当たり硝石を2〜3g飲むことを勧めていた。この処方は

1.2. 硝酸塩を含む薬品

19世紀のフランスでは，硝酸塩は多くの医者が処方する生薬の構成物となっていた。多くの場合，硝酸カリウムが用いられ，カプセル，丸薬，粉薬，シロップ，ジュレップ（飲み薬），なめ薬，医療用ワイン，リキュール，煎じ薬，温湿布薬，くん蒸剤，うがい薬そして点眼薬などいろいろな形態で扱われていた。たとえばドーワーの粉剤は硝酸カリウム，硫酸カリウム，阿片抽出物，粉末吐根と甘草の混合物で，発汗作用があり，シュタール粉剤は硝酸カリウム，硫酸カリウムおよび硫酸水銀の粉砕混合物で，鎮静剤や冷却剤であるといわれていた (Littré, 1886)。

* NO_3-Nとして1.39g/L，水道水質基準（アメリカ合衆国および日本）の139倍。

兵営でもよく知られており，薬莢に硝石9gが含まれていることから，兵士たちは薬局の粉薬を簡単につくる方法として薬莢の内容物をコップの水1杯に溶かして代わりに飲んでいたのである。

硝石は治療目的ばかりでなく，調味料としても利用されていた。硝石は細かな粉末状で食塩にかなり似ている。口中に含むとさわやかな味がして，かすかに舌に刺激が感じられる。後味として苦味があり，良質のビールに類似している。この利点をわれわれの祖先は見逃さなかった。19世紀の高尚な婦人たちは飲み物に「硝酸塩を添加した砂糖」(砂糖50gに硝酸カリウム5g，レモン油4滴を合わせたもの)で味付けしていた(Gilvert and Yvon, 1911)。この添加によってデリケートな風味が得られた。

このように硝酸塩には12世紀から19世紀にかけて長い医薬品としての歴史があった。19世紀の絶頂期のあと20世紀には好ましいものから疑問視されるものへと転落したのである。

19世紀において硝酸塩は広範に人気のある薬品であったにもかかわらず，20世紀の初頭にはその治療目的での使用は明らかにうとまれるものになっていた(Eusterman and Keith, 1929)。

しかし硝酸塩の治療目的での使用は完全に見捨てられたわけではなかった。1930年代のアメリカ合衆国では，硝酸アンモニウムは利尿作用を目的としてモンテフィオール・ニューヨーク病院およびメイヨー診療所において大量に処方されていた。日量としては硝酸アンモニウム6〜10gが勧められており，この量はNO_3^- 4.6〜7.7gに相当する。1929〜1931年にモンテフィオール病院では65kgもの硝酸アンモニウム(50kg以上のNO_3^-)を使用しているが，中毒の申し立ては見られなかった(Jacobs and Keith, 1926;

Eusterman and Keith, 1929; Tarr, 1933)。ごくわずかに一時的なメトヘモグロビン血症が見られたことがあるが,この症状は重症ではなかった(Eusterman and Keith, 1929; Keith et al., 1930)。この原因として亜硝酸混入の可能性があったが,この実験によって合衆国における治療目的での硝酸塩の使用は終わりとなったのである。

オランダではこの50年後にいくつかの医者のグループが硝酸アンモニウムをほかの治療に用いている。彼らはリン酸カルシウム

1.3. 調味料としての硝酸塩

肉の保存技術は5000年前に中央アジアの塩性砂漠地帯で生まれた。シュメール人,フェニキア人,古代ギリシャ人,ローマ人,インド人,古代中国人はこの技術を利用していた。中世ヨーロッパでは硝石は調味料としてふつうに使われていた。19世紀になると保存料としてプルネラ塩と称する製剤を少量使うことが勧められ,これは硝酸塩と硫酸塩を融解してつくった。

塩蔵のメカニズムは1891年になってやっと理解されるようになり,その際に亜硝酸塩の使用が肉とピクルスにおいて認められ,微生物作用により硝酸塩が亜硝酸塩に変化することが記述された(Polenske, 1891)。

肉の発色メカニズムはこの10年後に明らかにされた。そのしくみは,亜硝酸塩をヘモグロビンに添加するとニトロソヘモグロビンになり,これが非加熱保存肉の赤色となり,ニトロソヘモグロビンが加熱して分解されるとニトロソヘモクロモーゲンになり調理保存肉の赤色になるのである(Haldane, 1901)。

保存調製した肉の香りもまた,肉製品中における亜硝酸塩の作用の結果であるが,この肉製品中の正確な反応はまだ完全には理解されていない(Bousset and Fournaud, 1976)。

からなる腎臓結石がある患者に硝酸アンモニウムを静脈注射で使用し，尿を酸性化しようとした。彼らが勧める処方では毎日NO$_3^-$ 8gに達する量である。268人の患者に対する長期的な治療がニーメーヘン地方で記録されている（Froeling and Prenen, 1977; Bruijns, 1982）。

ある軍隊の兵舎の伝承によると，男の欲望を抑制するために硝石（硝酸カリウム）が兵士の食糧に加えられていた（Brady, 1991が引用；およびO. Chr. Bøckmanの私信）。

1.4. 硝酸塩が亜硝酸塩に変化したあとの抗菌作用
—— 1930年代以降に食品研究者に知られるようになった効果

19世紀末の科学者は，肉を塩蔵する過程で硝酸塩が亜硝酸塩に変化するのは微生物の作用であることを認識していた（Polenske, 1891; Binkerd and Kolari, 1975）。硝酸塩と亜硝酸塩の抗菌作用は長い間論議の対象であった。しかし1933年に酸性溶液中における硝酸カリウムの抗菌性が記述された（Tanner and Evans, 1933）。1941年には亜硝酸塩の効果に対するpHの影響の重要性が確認され，pH7.0では抑制はわずかか，まったく認められないが，pH5.7では完全に，また 6.0では強力に抗菌作用があった（Tarr, 1941）。

その後数年の間に，食品科学者たちによって，クロストリジウム・ボツリヌス（腸詰中毒菌）やサルモネラ菌，大腸菌などの病原性腸内細菌を含む多くの細菌類に対する亜硝酸塩の抗菌作用が示された（Tompkin, 1993）。細菌類の増殖を抑制することによって硝酸塩や亜硝酸塩は肉とその関連製品の腐敗を遅らせるのである（Wolff and Wasserman, 1972）。

食品科学者たちは半世紀以上も前に，この課題に対する生理学者たちへの道をすでに開いていたのである（第7章参照）。

スポラーとマイヤーは，ルイジアナにおいて持続性勃起症（勃起がおさまらず，苦痛を伴う症状）に苦しむ患者に対して民間伝承によってスプーン1杯の硝石を2時間おきに5回飲ませたが，変化を得られず，結局は病院に行かなければならなかったことを報告している（Sporer and Mayer, 1991）。

またいくつかの薬品には硝酸塩が含まれている[原注]。

・一部の歯磨き粉には歯質の知覚過敏を軽減させる目的で5％の硝酸カリウムが添加されている。ただし，この治療作用はカリウムによるものであり，硝酸塩によるものではない（Markowitz and Kim, 1990; Orchardson and Gillam, 2000）。

・抗カビ感染症と火傷の治療薬として有名なある薬には硝酸塩が含まれている。硝酸塩は安全な「対イオン」として働き，活性物質を溶液中にとどめることができる。そのため皮膚や陰唇部に塗布する防カビ剤の多くには，硝酸エコナゾールのような硝酸塩が含まれている。さらに硝酸銀は0.5％水溶液として火傷の中心部に皮膚移植の際に用いられ（Moyer et al., 1965），さらに硝酸セリウム-スルファジアジン銀を含む塗り薬は，火傷の治療に効果が立証されている（Monafo et al., 1976）。硝酸塩の抗感染剤としての効果については第7章で論議する。

このように硝酸塩は今でも特殊な目的で医薬品として用いられ

原注：硝酸のエステル（一般的な化学構造はR-O-NO$_2$）は，冠状動脈病の治療に100年以上にわたって使われてきた。この種の化合物の例としてはグリセリンや二硝酸イソソルビドがある。これらは俗語的に「硝酸塩」と呼ばれているが，硝酸イオンNO$_3^-$と混同してはならない。

ているが，現代の人々はおそれをもつようになっている。このような危惧は20世紀の後半に始まったのである。これは乳児が高濃度の硝酸塩を含有する飲料水を飲んだときにメトヘモグロビン血症を発症したアメリカ合衆国でのある報告 (Comly, 1945) と，いくつかのニトロソアミン類の動物に対する発ガン性に関する報告 (Magee and Barnes, 1956) に起源がある。硝酸塩に起因するさまざまな症例については第5章で議論する。

第2章　自然界の窒素循環と自然肥よく性

　硝酸塩は，水，土壌，植物，食品中などどこにでも存在している。われわれは自らの体内で硝酸塩をつくっており（第3章），体液中にも存在する（第4章）。硝酸塩と人の健康との関係が，この本の主要な課題である。しかしながら自然のなかで果たしている硝酸塩の地位について簡単に記述しておくことは，その課題を理解するうえで妥当なことである。ただし，記述は短いものとした。なぜなら，農業と環境における硝酸塩の働きや役割については，すでに詳細かつほとんど論議の余地のない解説がなされているからである（たとえばWilson et al., 1999）。

　窒素のフランス語 "azote" は "azotum" を語源とし，これは無を意味する接頭辞 a と生命を意味する $\zeta\omega\eta$ からなり，「生命を奪い，生命を支えるのに不適切なもの」を意味している。窒素が酸素と対比して燃焼する火を消し，動物を窒息させることからこのように命名された*。しかし窒素は酸素，水素および炭素と同様に生命を構成するひとつの元素であり，このフランスの用語はまったく不適切である。

　＊　日本語の窒素も同じ意味。

地球の大気は窒素の膨大な貯蔵庫となっている。窒素だけで重量にして大気中の79%を占めており,全量を推定すると36から39×10^{14}tに達する (Pascal and Dubrisay, 1956; Kinzig and Socolow, 1994; Mariotti, 1998)。土壌には土壌有機物(腐植)のかたちで窒素の貯蔵庫が多量にあり,これは死んだ植物残さに由来する。生命が利用している窒素は全窒素の100万分の2から3,すなわち10^{10}t程度に過ぎない (Pascal and Dubrisay, 1956; Kinzig and Socolow, 1994)。

大気中の窒素は化学的には不活性であり,植物や動物が利用することはできない (Delwiche, 1970)。植物は窒素を同化し利用するためには酸素と結合した硝酸イオン (NO_3^-) か,還元されたアンモニウムイオン (NH_4^+) である必要がある。

土壌中の微生物は動植物の遺体や腐植を分解し,その中の窒素をアンモニウムや硝酸として解放し,これが作物に吸収,利用される。われわれが耕起する土壌は不活性な物質ではない。土は巨大な工場,膨大な実験室であり,この神秘的な世界には生命に関与する微生物が生息し,繁殖している。土壌中の微生物フロラは想像もできないほど豊富であり,われわれの足元にある土壌のたった1g中に$10^8 \sim 10^9$個もの細菌が生息している。この微生物の世界がなければ,われわれはこの地表に生きていることはできないのである。

1 窒素循環

窒素循環とは土壌や微生物,植物,動物の間を窒素原子が移動

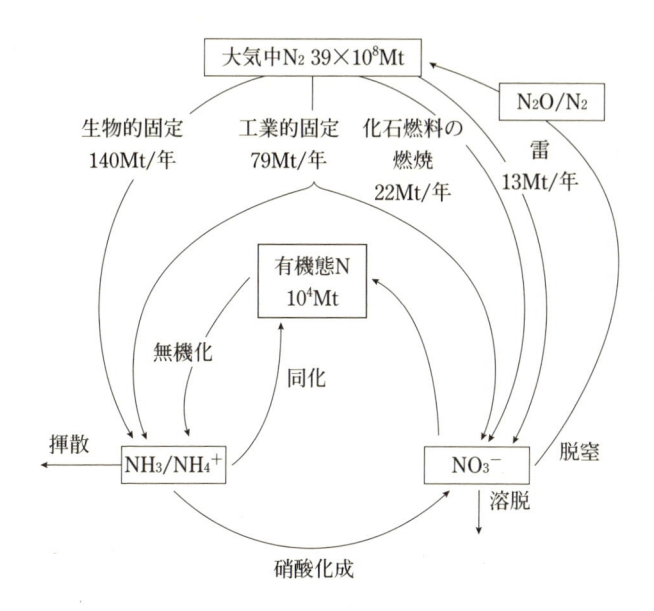

図2.1 地球上の窒素循環（単位：Mt＝100万トン）
(Jarvis, 1999 より；Lægreid et al., 1999)

することであり、その経路のことでもある（図2.1）。硝酸塩はこの循環のカギとなる中間体であり、バイオマスに同化され、水に溶けて流れたり、脱窒により亜酸化窒素（N_2O）や窒素（N_2）となって大気中へ放出されたり、いろいろな過程に関わっている。

(1) 地球的循環

土壌は落葉や排せつ物、動植物の遺体などを受け入れている。このような廃棄物は、窒素を主としてタンパク質の形で含んでい

る。細菌やカビはこれらを分解し、最後にはアンモニウムイオン(NH_4^+)にして放出する。次の段階はアンモニウムから硝酸イオン(NO_3^-)への段階的な酸化である。この「硝酸化成作用」も微生物による過程であり、特異性の高い細菌が関与している。

このようにアンモニウムイオン(NH_4^+)や硝酸イオン(NO_3^-)は土壌中で恒常的に生成しており、この速度は廃棄物の量、窒素含量、温度そのほかの要因(土壌の種類、水分含量など)に依存している。

植物は窒素を土壌から得ており、大部分は硝酸イオン(NO_3^-)の形態で吸収するが、アンモニウムイオン(NH_4^+)も吸収することができる(Holtan-Hartwig and Bøckman, 1994)。植物はタンパク質やそのほかの窒素化合物をつくるため、硝酸をアンモニウムに変換している。

植物は、硝酸をあとから利用するために体内に蓄積することがある。この能力は植物種によって大きく異なっている。そのために、野菜によって硝酸の含有量が著しく異なるのである。植物体内における硝酸からアンモニウムへの変換や、さらにタンパク質への合成には太陽から供給されるエネルギーを必要とする(Lefebvre, 1976)。そのため日陰や冬季、あるいは曇天の多い国で生育した植物は、日当たりのよいところや夏季、あるいは日照の多い国で生育した植物より際立って多量の硝酸塩を含有することになるのである(付録2)。

動物は植物やほかの動物を食べることによって窒素を得ている。植物あるいは動物が死ぬと、そのなかの窒素は土壌に返り、循環は閉じられる。

(2) 水中の硝酸塩

　硝酸塩は水にきわめてよく溶ける。硝酸塩はアンモニウムとちがって土壌粒子に結合することはない。そのため硝酸塩は土壌中で水の移動に伴って移動し，地下水や河川に至る。

　水中に存在する硝酸塩の大部分は落葉や排せつ物（根，作物残さ，ふん尿）の分解に由来し，一部は肥料の硝酸塩が溶脱したものである。植物の生育は秋季と冬季に最小となるため硝酸塩の吸収はほとんどなく，土壌から溶脱し流亡することがある（Addiscot et al., 1991; Addiscott, 1996）。

(3) 大気からの窒素

　土壌中やあらゆる生物体中の窒素は，大気中の窒素ガスに由来する。この不活性な窒素ガスが生命体に利用されるアンモニアや硝酸塩になるにはさまざまな過程があり，これは大気窒素の「固定」として知られている。この固定には4つの過程がある（表2.1）。

1. 細菌が関与する過程：ある種の細菌には窒素を固定する能力がある。よく知られている例は，マメ科植物の根に寄生し根粒をつくる根粒菌による過程である。根粒菌は寄主である植物にアンモニアを供給している。細菌による窒素固定は地球上における固定窒素の主要な供給源となっている。
2. 無機質肥料：工業的な窒素固定は20世紀初頭から始められ，硝酸塩は1905年から，アンモニアは1913年から製造されている。しかし肥料窒素を多量に使うのは最近の特徴である。
3. 化石燃料の燃焼：化石燃料の燃焼，たとえば自動車や火力

表2.1 地球的な窒素固定の推定量
(Lægreid et al., 1999)

起源	最確値（窒素100万トン/年）		
	推定値の範囲	自然	人間活動
生物的固定			
陸　上	90～140	100	40*
大　洋	1～120		
肥　料			79
化石燃料の燃焼			22
雷	5～25	13	
合　計		113	141

＊農業におけるマメ科植物の利用に関係

発電所での燃焼によって窒素酸化物が生成し，これは大気中で硝酸塩に変化する。この硝酸塩は雨水とともに地表に降り注ぐ。
4. 雷：雷の作用で少量の固定窒素が供給されるが，そのメカニズムは燃焼の場合と同じである。

長い時間の物差しをあてると，土壌への固定窒素の供給は大気への窒素ガスの放出によってバランスがとれている。そのほかの窒素ガスとしては，たとえば亜酸化窒素（N_2O）の生成もある。土壌からの窒素の変換もまた微生物の関与する過程であり，脱窒と呼ばれている。

2 自然界における肥よく性の増加

　自然界において固定窒素の供給は不足しており，養分（主として窒素とリン）の欠乏は植物の生育を抑制する。たとえばフランスでは土壌は18世紀と19世紀の2世紀間で消耗してしまった。多くの圃場は放置され，農民は利用可能な有機廃棄物はすべて肥料として利用していたが，収量は低かった（Boulaine, 1996; Morlon, 1998）。

　20世紀になると，人類は肥料や家畜ふん尿を利用して窒素の供給量を著しく増加させたが，同時に（意図的ではないが）自動車排気ガスやそのほかの燃焼源からも増加した。これが「穀物の奇跡」の背景にある要因である。

　表2.2にはこの関係を示しており，マルヌ県（フランスの主要なコムギ生産地帯）におけるコムギの生産は，肥料の使用とともに1950年代から目覚しく増加したのである。

　同じことは世界中で見ることができる。1950年から1990年にかけて世界の窒素消費は19倍にも増加し，410万tから7900万tに増加した。世界の穀物収量は2倍以上，1.15t/haから2.8t/haに増加したが，農耕地の全面積や穀物を収穫した土地面積はわずかに15％増加しただけに過ぎない（Kaarstad, 1997）。

　この増収はいくつかの要因が重なっておこったことである。作物育種では病気に強く，十分な養分があれば高収量をもたらすことができる新品種をつくりだした。さらに農薬がその損失を減少させた。とはいえ，適切な植物養分，とくに窒素の投入がなけれ

表2.2 窒素投入量とコムギ生産量との関係（フランス・マルヌ県による実験）

年次	kg N/ha			コムギ収量 (t/ha)	
	土壌から	肥料から	合計	計算値*	実際
1940	50	0	50	1.66	1.7
1949〜1950	50	19	69	2.3	2.2
1959〜1960	50	38	88	2.9	2.8
1974〜1976	60	90	150	5.0	4.2〜5.2
1988〜1989	80〜110	130	210〜240	7.0〜8.0	8.1

＊計算値は，コムギ子実100 kgを生産するのに無機質肥料窒素3 kgが必要という経験にもとづく

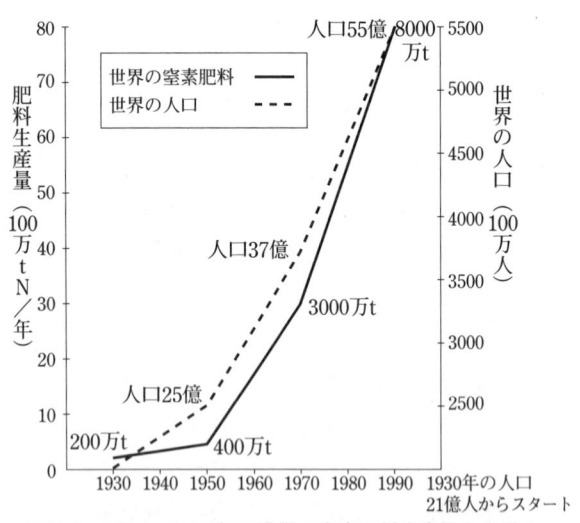

図2.2 1930〜1990年の世界の窒素肥料生産量と世界の人口増加

(Kinzig and Socolow, 1994; Kaarstad, 1997)

ば,そのほかの農学的な進歩はほとんど役に立たなかったであろう。

したがって,1950年代以降の世界人口の増加と肥料窒素の生産量に相関があるのは偶然の一致ではない(図2.2)。窒素の供給量が増加したため,農民は世界で増大する人口を養う食糧を生産することができたのである。このように固定窒素を余分に投入することがなければ,食糧の窮乏と飢餓は,手に負えないものとなったであろう(Smil, 1997)。この惑星に生きる60億人以上の人口と,これに伴う家畜を養うためには,窒素や硝酸塩の貢献は必要不可欠である。

当然,この窒素の利益は人間が食べる野菜などほかの作物にも

2.1. 養分の投入と淡水および海洋環境における富栄養化

富栄養化とは,植物養分の供給が増加したことによる一次生産(藻類と水生植物の生育)が過剰になることと定義されている。

淡水域の富栄養化は植物プランクトンの大発生による。温帯域の湖ではリンが制限要素となっていることが多い。新しくリンが投入されると,それによって水生植物の生育が多くなるが,窒素の付加はほとんど影響がない。窒素の欠乏はそれを固定するシアノバクテリア(青緑藻類)の望ましくない生育の原因となる。温帯淡水域での富栄養化を軽減する主要な対策は,リンの投入を減少させることである(Barroin, 1992; Buson, 1999; Lægreid et al., 1999)。

河口域および沿岸域での富栄養化は,アオサ属とかアオノリ属などの巨大藻類の大発生による。海洋生態系では一般的に窒素が制限要素と見られているが,最近ではむしろリンが海洋においても制限要素であると考える傾向が多くなっている(Chiaudani et al., 1980; Wheeler and Björnsäter, 1992; Puente et al., 1996; Lægreid et al., 1999)。イギリスの表面水の富栄養化における硝酸塩の役割については,ホーヌングが総説を書いている(Hornung, 1999)。

拡大することができる。さらに間接的には森林、そこに生育する植物相や動物相にも関係する。窒素循環は自然界の窒素を再配分し、そのことによってフランスやそのほかの国で見られる自然界の肥よく度がはっきりと増加するのに寄与している。いわゆる森林の立ち枯れのような局部的な減少はあるが、フランスの森林は以前より数も多く、旺盛である。年輪は過去数十年よりずっと厚くなり、雑木林、生垣、下草は旺盛になった。草種も増え、しかも葉が多くなっている (Landmann, 1990)。

大型野生動物も、その生育地において、より多くの可食植物を得ている。フランスではアカシカやノロジカの数が1983～1993年の間にそれぞれ180％と260％も増加したために、今では狩猟計画に従って淘汰されている。野ブタの場合はシカと違ってごく少数の例外を除いて、自由に狩猟されている。フランスでは野ブタの数がシカと同じように、10年間に230％も増加した (ONC, 1994)。

さらに地球的規模で見れば、窒素投下量の増大が森林の生育を促進することによって二酸化炭素の吸収を促し、温室効果に対して幾分かの抑制要素として働いている (Hudson et al., 1994)。一方で窒素の可給量が増大することは、土壌微生物により温室効果ガスである亜酸化窒素 (N_2O) の生成が増加することをも意味している (Mosier et al., 1998)。さらに、現在使われている多くの窒素肥料は、主としてアンモニウムを含むため土壌を酸性化する効果をもっている*。また緑の生育を増加することは、肥よく性の低い、不毛な条件に適応した植物を生育の速いイネ科作物など

---

* 硝酸化成にもとづく。

によって駆逐してしまうことにもなりかねない（Lægreid et al., 1999）。さらに水中の硝酸塩は，両生類のオタマジャクシに有害であるという主張もなされているが，これについてはさらなる研究が必要である（Marco et al., 1999; Schuytema and Nebeker, 1999）。

このような問題を考慮したとしても，窒素およびその誘導化合物である硝酸塩は，生命を奪ってしまう，あるいはそれを支えるのに不適切なものだとおそれるようなものでないことは明らかである。むしろ，それは生命，食糧生産，そして農業や環境における肥よく性の根本となっているものである。

窒素およびその他の植物養分に関する環境問題はラグレイドらによってさらに詳細に論議されており，農業での窒素管理の特別な議題はウィルソンらが吟味している（Lægreid et al., 1999; Wilson et al., 1999）。

第3章　体内での硝酸塩の生成と代謝

1　硝酸塩は代謝産物

　硝酸塩は普遍的に存在する。食品や水中に存在し，人間の通常の代謝産物である。この章では以後の章の基礎となるように，硝酸塩の体内における複雑な起源や代謝について見てみよう。

　人間体内における硝酸塩の生成から話を始めることにする。まずは20世紀初頭のミッチェルらの研究に感服するだけである。彼らは10年間にわたって動物と人間の尿の測定を行ない，1916年に「尿中硝酸塩の起源」という論文で硝酸塩の代謝の基本的な特性について記述している。硝酸塩を含まない食品を長期間与えていても硝酸塩が尿中に排除され続けることから，硝酸塩は体内に発生源があり，「体組織は硝酸塩を合成することができる」ことがわかった。と同時に他の研究者がすでに指摘していた，摂取した硝酸塩の半分しか尿中に排出されないことも確認した。残りの半分は目に見えるような痕跡を残すことなく消失しており，「摂取した硝酸塩の40〜60％は体内において消滅した」のである（Mitchell et al., 1916）。

　マイヤーホーファーはミッチェルらよりも早い1913年に，腸に

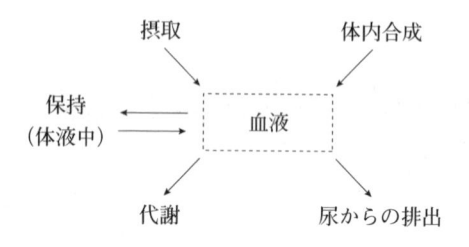

```
           摂取          体内合成
             ↘          ↙
保持  ←——  [  血液  ]
(体液中) ——→
             ↙          ↘
           代謝         尿からの排出
```

図3.1　硝酸塩の収支においてキーとなる経路

わずかな炎症のある乳児の尿中に硝酸塩が存在することを認めている。またカテルとタンガーは1933年に母乳のみ与えた乳児の尿に硝酸塩が存在することを認め，硝酸塩が摂取されていないことを理由に，体内で硝酸塩が合成されたと述べている（Mayerhofer, 1913; Catel and Tunger, 1933）。しかしこれ以後，硝酸塩が人間体内で合成されることは50年以上も説明も研究もされなかった。近年ついにこの問題は復活し（たとえばGreen et al., 1981; Lee et al., 1986），初期の研究者の結論が確認されたのである。この発見については最初信用されず論議があった（Bartholomew and Hill, 1984）が，まもなくこの疑いは解明され，今では硝酸塩が人間の代謝産物であり，さらに

3.1. 硝酸イオンの分泌

図3.1およびホッチキスの方程式では，尿中への硝酸イオンの排出のみを考慮している。しかし汗や母乳にも硝酸塩があり，その濃度は血漿中とほぼ同様の1～3mg/Lである。汗に含まれる硝酸塩の平均濃度は 2.5mg/Lであり（Weller et al., 1996），これは1日当たりの消失として 2.5mgに相当する。母乳中では分娩5日後の硝酸塩濃度は1.4mg NO_3^-/L（Green et al., 1982）および 4.9mg NO_3^-/L（Dusdieker et al., 1996）であった。したがって哺乳中の母親の硝酸の消失は，1日当たりおよそ 1～3.6mg NO_3^-/Lである。

合成や分解されることに意見が統一されたのである。

硝酸代謝の主要な過程は図3.1に示した。硝酸塩の収支についてはホッチキスが示している（Hotchkiss, 1988）。硝酸塩の摂取量をA，体内合成量をB，代謝による消失量をC，尿その他の排出量をDとすると，$A+B=C+D$となる。

つづいてこの4つの過程について吟味してみよう。

2 体内の硝酸塩はどこから？

体内における硝酸塩の起源は単一ではない。この起源を大別すると，体外起源と体内起源のふたつに分けられる。

(1) 食事からの摂取と体内合成

体外起源は食品と水である。硝酸塩は植物の葉や根の中に自然に存在し，植物の生長や発達を支えている。人の硝酸塩摂取の大部分は野菜からであり，アメリカでは人間の摂取量の80％，イギリスでは60％を占めていると推定されている（図3.2）。飲料水は外部起源硝酸塩の一部を占めるに過ぎず，2〜25％となっている。硝酸塩濃度が低い飲料水を飲み，野菜を食べない人でも1日当たり20〜25mgの硝酸イオン（NO_3^-）を摂取している。一方，菜食主義者は1日当たり280mg NO_3^-も摂取する可能性があり，いま一般的に使われている「許容日摂取量」（第6章3，144ページ）を超えることになる。食品と飲料水中に現われる硝酸塩の量については，付録2にまとめてある。

80%

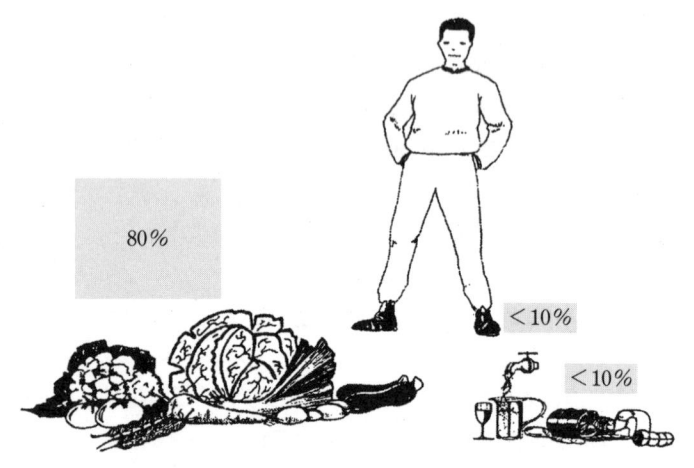

<10%

<10%

図3.2 硝酸塩の食事・水からの摂取量の比率

(2) 体内合成のカギは一酸化窒素の生成

　体内起源の硝酸塩はミッチェルらがすでに1916年に述べているが，その後きわめて長い間，謎のままであった（Mitchell et al., 1916）。

　60年以上が過ぎ，1980年代になってやっとその答えが得られた。最初，哺乳類の硝酸塩は，アンモニアが酸化されてできると考えられた（Wagner et al., 1983b; Saul and Archer, 1984）。しかしムラード，フルヒゴット，イグナーロ，モンカーダらが1980年代中期に発見した知見が硝酸塩生成のカギは体内の諸細胞における一酸化窒素（NO）の生成にあるということを，急速に認知させていった（Moncada et al., 1997; Rawls, 1998）。

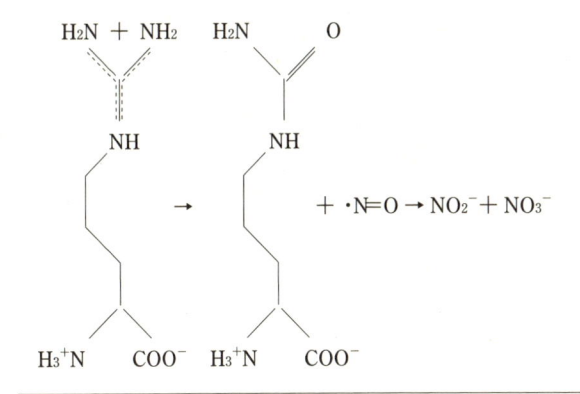

第3章 体内での硝酸塩の生成と代謝 —37—

L-アルギニン→L-シトルリン＋一酸化窒素→亜硝酸＋硝酸

図3.3 L-アルギニンからシトルリンと一酸化窒素，そして亜硝酸塩と硝酸塩への経路　　　　（Marletta et al., 1990）

　この現象は最初，マウスのマクロファージが大腸菌のリポポリサッカリド（LPS）に刺激されて多量の硝酸塩と亜硝酸塩を生成することにより実証された（Stuehr and Marletta, 1985）。ここでおこる細胞内の生化学反応はアミノ酸のL-アルギニンの酸化である。この酸化過程でL-アルギニンはL-シトルリンに変化し，その際に1分子の一酸化窒素（NO）を放出する。この一酸化窒素は亜硝酸塩と硝酸塩を生成する（図3.3）。L-アルギニンからL-シトルリン＋NOへの変換は，NO合成酵素（NOS）の触媒作用によっている。この酵素についてはいくつかの形態のものが同定されている。また免疫学的に刺激されたマクロファージは*N*-ニトロソアミン類も生成できる（Iyengar et al., 1987; Miwa et al., 1987; Kosaka et al., 1989)。この現象は，血管細胞やマクロファージに限られるものではなく，その他の細胞にも関わるものなのである。それはほとんどすべての体内細胞といってもよい。

フリーラディカル*をもつNOは半端な電子をもっているために，同様に半端な電子をもっているほかの分子と容易に反応する（Beckmann and Koppenol, 1996）。血液中で酸素がヘモグロビンと結合して（オキシヘモグロビンになる）不活性化するまでの半減期は数秒である。一酸化窒素は酵素中の鉄と反応し，その反応性を変化させる。さらに一酸化窒素とニトロサート化合物（チオールや第2級アミン類）はニトロソチオール類やニトロソアミン類を生成する。ニトロソチオール類の半減期は40分程度であり，NOの運び手もしくは提供者として，多くの生理効果を仲介している（第7章2，161ページ参照）。ニトロソアミン類の体内的生成については後に述べるが（第5章2，図5.4，図5.5），これらは動物に対して発ガン性があり，おそらく人間に対してもそうである（Walker, 1990; Gangolli et al., 1994）。一酸化窒素はまた，過酸化物（O_2^-）のような活性な形態の酸素とも反応し，きわめて反応性が高く毒性のある酸化性物質の過酸化ニトリル（$ONOO^-$）を生成する。しかし，哺乳類は数百万年の進化の間に，このような毒性のある中間体に対応できるように適応してきたのである。一酸化窒素の生成に始まる生理的反応の複雑な連鎖の最終産物が，亜硝酸塩と硝酸塩である（Marletta et al., 1990; Wennmalm et al.,

---

* 遊離基ともいう。原子や分子が熱や光のエネルギーなどで不安定な不対電子ができて発生する。活性で短寿命の中間化学種も含められる。

1992, 1993)（図3.3）。亜硝酸塩は血漿中では安定であるが，全血中では不安定であり，一方，硝酸塩は両方で安定である（Moshage et al., 1995)。

(3) 一酸化窒素の役割はきわめて重要

一酸化窒素は，それが生成した細胞から隣の細胞に次々移りながら拡散していく。そして到達した細胞においてグアニレートシクラーゼのヘムの一部と結合し，この酵素を活性化してグアノシン三リン酸（GTP）から環状グアノシン一リン酸（cGMP）を生成する。このcGMPの増加により細胞機能が変化する（Marletta et al., 1990; Anggard, 1994; Vallance and Collier, 1994)。

一酸化窒素の生理学的役割はこのゆえにきわめて重要である。すなわち，細胞壁を通ってひとつの細胞から他の細胞に数秒以内に情報伝達することによって，一酸化窒素は，血管，脳・免疫系，肝臓，すい臓，子宮，末梢神経，骨および肺などで働く。その働きは多様であり，消化，血圧の調節，骨細胞の代謝，免疫，炎症および感染防御にまで及ぶ。また一酸化窒素は神経系において情報を伝達し，脳では学習および記憶を助けている。さらに一酸化窒素は，内皮細胞で生成されて細胞膜を迅速に通過して隣の筋肉細胞に拡散し，そこで血管平滑筋の緊張を解く。血管拡張の作用があるので動脈が拡張する。

シルデナフィルは「バイアグラ」の商品名で市販されており，インポテンツに効果があることから最近ニュースになった。この薬品は環状グアノシン一リン酸（cGMP）の分解を阻害する作用がある。つまり，一酸化窒素が，勃起を始める神経から解放され，

その作用を部分的に強化することによって効果を発揮する。具体的にはペニスの平滑筋の緊張を解き，この部分への血液の集積を改善し，勃起機能を改善するのである (Eardley, 1997; Utiger, 1998a)。

一酸化窒素はスモッグやタバコの煙成分のひとつであるために従来「悪い評判」があった。しかし1992年の終わりには，アメリカの『サイエンス』誌によって「その年の分子」として表彰を受けた (Koshland, 1992)。さらに1998年にフルヒゴット，イグナーロとムラードの3人は，一酸化窒素が心臓血管系において信号物質として働いていることを発見したことで，ノーベル生理学・医学賞を受けている。

人間における一酸化窒素の生成速度を精密に測定するのは困難である。これは食品中に硝酸塩が多量に存在し，体内で生成する硝酸塩の一部が代謝によって消失することによる。健康な成人における硝酸塩の体内生成速度は通常1日当たり21〜33mg NOの範囲であり，この量は硝酸イオンで45〜70mgに相当する。このような推計は硝酸塩の排出の測定にもとづいている (Wagner et al., 1983a; Lee et al., 1986; van Duijvenbooden and Matthijsen, 1989; Gangolli et al., 1994; Leaf and Tannenbaum, 1996; Sakinis and Wennmalm, 1998)。しかしサキニスらは$^{18}O_2$を吸入させる新しい方法を用いて，やや低めの値18〜21mg NO/日を報告しており，この値は硝酸イオンで38〜45mgに相当する (Sakinis et al., 1999)。

体内における一酸化窒素と硝酸塩の合成は，多くの病理的な状況により変動する。たいていは，血漿およびその他多くの生理的体液中の硝酸塩含量は増加する（第4章）。

3 体内における硝酸塩の代謝変換と その行方

この話題については，最近ウォーカーによって総説が書かれた（Walker, 1996, 1999）。

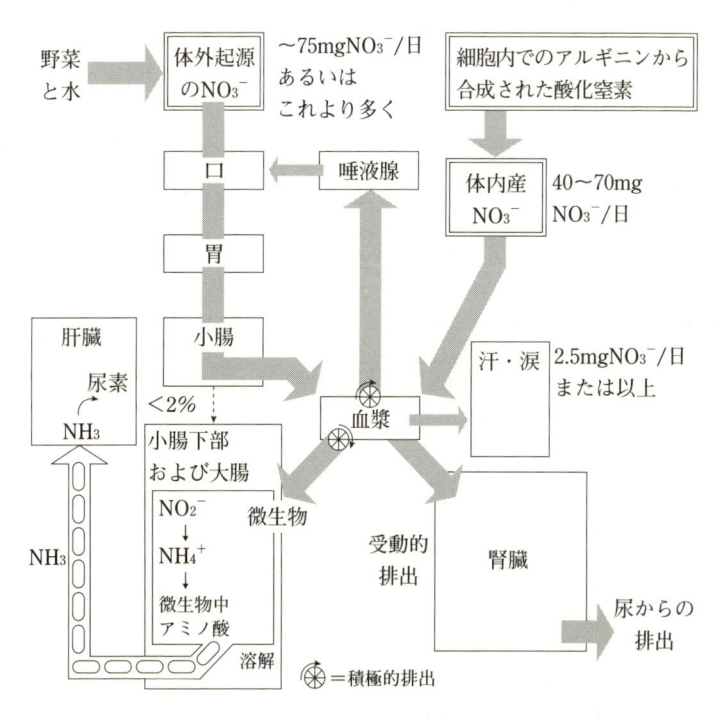

図3.4 人間における硝酸塩の代謝

口から摂取された硝酸塩は食道を通り,胃に到着する。硝酸塩はほとんど瞬時に吸収され,小腸上部(十二指腸および空腸)から血流に移行し,そこで体内で生成した硝酸塩と混合される(Walker, 1990; Gangolli et al., 1994)(図3.4)。吸収速度は媒体によって異なり,野菜に含まれる硝酸塩は水中のそれよりもずっと遅く吸収される(Selenka, 1983)。しかしいずれの場合も吸収は完全である。大腸を切除した患者の腸動脈への浸出液の分析結果では,食事から摂取した硝酸塩は,野菜由来のものも回腸の最終出口まで届くのは,その2%以下である(Hill and Hawksworth, 1974; Saul et al., 1981; Bartholomew and Hill, 1984; Florin et al., 1990)。そして尿中には検出されていない(Tricker et al., 1992)。

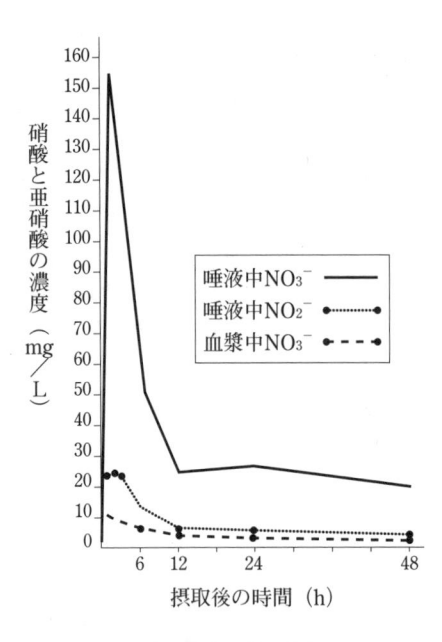

図3.5 12名の健康な若い成人に217 mg硝酸塩水溶液を経口的に投与したあとの血漿中の硝酸塩濃度の平均と,唾液中の硝酸塩と亜硝酸塩濃度の平均

濃度の単位:mg NO_3^-, NO_2^-/L

(Wagner et al., 1983a)

血漿中の硝酸塩水準はゼロになることはない。絶食時の血漿中硝酸塩濃度は0.25〜2.7mg/Lの範囲である。食事を摂るたびに血漿中硝酸塩濃度は上昇し，およそ4mg/L になる。高濃度の硝酸塩を摂取すると血漿中硝酸塩濃度はさらに高くなり10〜25mg/Lにも達する (Wagner et al., 1983a; Kortboyer et al., 1995) (図3.5)。

イヌでは血漿中硝酸塩の半減期は3.8時間と推定されている。硝酸塩は体重の4%を占める血漿中ばかりでなく，細胞外液（体重の21%）にも存在している (Zeballos et al., 1995)。

ミッチェルらは摂取した硝酸塩の半分が「消失」すると報告した (Mitchell et al., 1916)。この発見はその後，動物と人間の硝酸塩の摂取量と排出量の収支の研究や標識された硝酸塩の行方の研究によって十分に確認された。

ネズミでは，摂取した硝酸塩の40〜45%が尿として排出される前に代謝されているようにみえる。この「失われた」硝酸塩の半分は，大腸に生息する腸内微生物によって代謝（または脱窒）され，残りの半分は「哺乳動物の過程」によって消失する (Schultz et al., 1985)。多くの体内組織で硝酸塩が還元されることは明らか

3.2. 代謝物研究における標識N（窒素）の利用

代謝物の研究はカギとなる原子に標識をつけること，できれば放射性原子を使うことで研究されている。しかし窒素にはこの目的で使うのに十分に長い半減期をもつ放射性同位体は^{13}Nひとつしかない。残念なことに，この同位体の半減期は10分しかなく，急速に消失するので使用はやっかいである。その代わりとして安定同位元素^{15}Nが使われる。しかしこの同位体は自然にも存在する（全窒素の0.4%）ため，これを使った実験は，設定も，その解析も難しい。

になっているが（WHO, 1996, p. 331），その詳細は未知のままである。しかし摂取された硝酸塩あるいは亜硝酸塩とそれらの代謝産物は，むしろほとんどが迅速に体外に排出される（Wang et al., 1981）。

標識した硝酸塩217mgを経口的に投与した場合，人では平均して60％をその形態のまま48時間以内に尿中に排出している。尿もしくはふんのなかに，アンモニアや尿素として排出されたのは，それぞれ3％と0.2％に過ぎなかった。残りの35％は消失した（Green et al., 1981; Wagner et al., 1983a）。リーフらは同様な消失を報告している（Leaf et al., 1987）。しかしネズミ（ハツカネズミも同様）の場合，摂取された硝酸塩の一部が代謝的に消失する過程の詳細は明らかでない。微生物的に消失された硝酸塩はさらにガス状化合物に代謝され，これが呼気や放屁中に失われるのでないかと推測することができる（Turek et al., 1980; Wagner et al., 1983a; Mitsui and Kondo, 1999）が，尿またはふん中にアンモニアが検出されることから，^{15}Nの一部が大腸内に生息する細菌に取り込まれ窒素源として利用されていることが示唆される。

ネズミにおいて多量の硝酸塩が血漿から大腸へ「消失」するという発見（Witter et al., 1979; Thayer et al., 1982）は，注目に値する。というのは食事由来の硝酸塩はほとんど完全に小腸上部で吸収され，ごく一部しか直接大腸まで行かないからである。この観察は大腸への硝酸塩の積極的分泌と矛盾せず，硝酸塩は大腸への分泌が知られているカリウムや重炭酸イオンのリストに加えられうるものである（Binder and Sandle, 1987; Grasset and Lestradet, 1987; Meunier et al., 1988）。

大腸への経路とちがって，腎臓への経路は受動的な排出である。硝酸イオンはその血漿中濃度に比例して尿中に排出され，除外される（図3.4）。

もちろんここで扱っている代謝研究は体外から体内にもたらされる硝酸塩の行方についてのものである。しかしわれわれは，ホッチキスの報告と同様に，体内合成で生成した硝酸塩が血漿中に移行したあとは，体外硝酸塩と同じ挙動をすると考えている（Hotchkiss, 1988）。

硝酸塩の挙動については一部まだ不明確ではあるが，口内唾液中の微生物の作用による硝酸塩から亜硝酸塩への変換については十分に研究されており，この本の主題からはとくに重要なものである。

4 口内唾液による硝酸塩から亜硝酸塩への変換

（1）硝酸塩から亜硝酸塩，さらにアンモニアへ

人間には唾液を分泌する主要な唾液腺が3組ある。唾液の分泌は著しく多量であり，休息条件下で食事による刺激がない場合には唾液の流れは毎分0.32mL，1日当たり460mLである。刺激があるとこの流れは5〜10倍へ増加することがある（Edgar, 1992）。

唾液腺には血管がよく発達している。ここでは血液中から硝酸塩が抽出され，分泌物中に移行する。口内の隙間で豊富な微生物が生成した酵素によって（第7章1（1），154ページ），硝酸塩の一

部は迅速に亜硝酸塩に変換される。これが人間体内における亜硝酸塩の主要な供給源となっている (Rao, 1980)。亜硝酸塩はこの口内微生物によってさらに還元され，たとえばアンモニアなどに変換される (Groenen et al., 1988)。

食事中に摂取される硝酸塩は，次のようなきわめて特殊な「胃腸—唾液」の循環系のうちにおかれている。すなわち，食べ物→

3.3. 人間における亜硝酸塩の生成

人間の亜硝酸塩は，一酸化窒素から硝酸塩への変換過程（図3.3）における中間体として生成される。

多くの微生物は，酸素の利用性が制限された条件下でエネルギーを得るために，有機物を分解する過程で主要な電子受容体として硝酸塩を利用することができる。この過程において亜硝酸塩は最初の産物であり，酸素の利用性が消失するにつれて，この過程はさらに進行して最後には窒素にまで変化する（脱窒）。

人間では微生物による亜硝酸塩の生成がおこるのは口の中である。唾液中に亜硝酸塩が存在することは1862年のシェーンバインの報告にまでさかのぼる。この存在はグリースとそのほかの研究者によって確認されたが，その供給源は未知のまま残された (Griess, 1878)。この説明はヴィルとメトレザトの綿密な研究によるものであるが，彼らは健康な成人での研究で，次の点を明らかにすることができた (Ville and Mestrezat, 1907, 1908)。

・耳下および顎下腺では，唾液は硝酸塩を含有するが，亜硝酸塩は含まない
・口中では唾液は亜硝酸塩を含有するが，これは硝酸塩が微生物に還元されたためである

この早い時期の発見はその後忘れられ，1970年代になって，亜硝酸塩（およびその反応生成物であるニトロソアミン類）の起源の同定が問題になったときに再発見されたのである。

口→食道→胃→小腸→血液→唾液→口という経路であり，唾液中の硝酸塩の一部は，口内にある間に唾液中亜硝酸塩に変換される。

人間の成人では摂取した硝酸塩の25％は小腸上部で吸収され，血漿に移行したあとに唾液から分泌され，その20％が口内で亜硝酸塩に還元されるとみられている。したがって最終的には食事とともに摂取した硝酸塩の約5％が唾液中亜硝酸塩となる（Spiegelhalder et al., 1976; Eisenbrand et al., 1980; ECETOC, 1988; Spiegelhalder, 1995）。この唾液中の亜硝酸塩は胃に移動し，食べ物や分泌したアミン類と反応してニトロソアミン類を生成する。実際にこの変換係数5％というのはひとつの推定に過ぎず（Kortboyer et al., 1995），報告ごとに（Bos et al., 1988），また同じ報告でも，時期によって（Stephany and Schuller, 1980; Schuddeboom, 1995）1.5％から30％以上までちがっている。変換係数は硝酸塩摂取量の関数であり，ハラダらの研究によると硝酸塩の日摂取量が多い（約1200mg）場合にはおよそ5％であるが，摂取量を制限して30〜80mgとした場合にはずっと高くなり，10〜44％の範囲となった（Harada et al., 1975）。

生後1週から6か月の乳児では状況は異なっている。アイゼンブランドらの調査によると，この月齢での唾液中の硝酸塩濃度は高かった（最高250mg NO_3^-/L）にもかかわらず，唾液中の亜硝酸塩濃度はきわめて低く，ゼロになることもあった。硝酸塩を還元する口内微生物がいないからと考えられる。このあと，加齢とともに硝酸塩還元性の微生物が口内の隙間に感染，侵入してくるのである（Eisenbrand et al., 1980）。

(2) 唾液中と血漿中の硝酸塩レベルはパラレル

　成人では血漿中の硝酸塩濃度および唾液中の硝酸塩と亜硝酸塩濃度の変化を，硝酸塩負荷を与えた後の時間とともに測定した研究がいくつかある（Ellen et al., 1982a; Wagner et al., 1983a; Cortas and Wakid, 1991; 付録3）。そこでは，硝酸塩の「腸—唾液」循環系における動態が図3.5のように示されている。

　硝酸塩を経口投与すると血漿中の硝酸塩レベルは5分以内に急速に上昇し（Jungersten et al., 1996），約40分後に最大値に達する。測定された血漿中の硝酸塩のレベルはその摂取量と密接に関係しており，摂取量が7100mgの場合には血漿硝酸塩のレベルは平均250mg/Lに達した（Ellen et al., 1982a）。経口投与する前の血漿硝酸塩のレベルに戻るのは硝酸塩の摂取量にかかわらず遅く，24〜48時間かかった。

　唾液中の硝酸塩および亜硝酸塩の変化は，血漿中の硝酸塩のレベルと平行している。唾液中硝酸塩と亜硝酸のレベルの上昇は早く，その変化は10分するかしないかで認めることができる。唾液中の硝酸塩と亜硝酸塩濃度の最大値は，摂取後20〜180分で確認できる。投与量が2000mgの場合，唾液中硝酸塩と亜硝酸塩の濃度はそれぞれ平均940，260mg/Lであった（Cortas and Wakid, 1991）。唾液中の硝酸塩と亜硝酸塩の濃度低下は血漿の場合と同様に遅く，24〜48時間を要した。

　この過程の主要な特徴はよく知られているが，唾液中の硝酸塩と亜硝酸塩に関する研究は驚くほど難しい。信頼性のある結果を得るためには，サンプリングを注意深く標準化した条件下で行な

わなければならないが，これまで出版された研究では必ずしもそうではなかった。グランリらは，機械的あるいは味覚的刺激が唾液中硝酸塩濃度に，直接そしてただちに著しく影響することを示した。唾液中の平均硝酸塩濃度はシリコーンのチューブを噛むだけで53％（40〜86％の範囲）も低下し，クエン酸で味覚を刺激すると88％（78〜95％の範囲）も低下した。しかし唾液の分泌量は増加したことから，機械的および味覚的刺激のもとでは耳下唾液腺への硝酸塩の分泌量に相当な変動があるものの，それぞれ118％と600％も増加したのである（Granli et al., 1989）。

5 胃における硝酸塩と亜硝酸塩の動向

唾液を飲み込むと胃に入り，ここで胃液と混ざる。最近の3つの研究で，硝酸塩を摂取したあとの胃液中の硝酸塩と亜硝酸塩濃度の変化が主題となった（Kortboyer et al., 1995; McKnight et al., 1997a; Mowat et al., 1999; 付録3）。胃液中の硝酸塩濃度は，おおよそは唾液中の硝酸塩濃度と対応しているが，25〜30％低かった。これに対して胃液中の亜硝酸塩濃度は著しく低く，唾液中亜硝酸塩濃度の15分の1から数百分の1であった。このように胃液中で亜硝酸塩濃度が低いのは，胃液の酸性によると考えられる（Mirvish et al., 1975; Dang Vu et al., 1994）。亜硝酸塩を酸性にすると，一酸化窒素（NO）に分解するが，これにはいくつかの利点がある（第7章参照）。

健康な成人の胃は強酸性（pH1〜3）で実質的な殺菌状態にある。微生物による硝酸塩から亜硝酸塩への変化は，ほとんどある

いはまったくおこり得ない。年齢，抗酸剤その他の薬品（電子ポンプ抑制剤など），あるいは胃切除などにより胃酸の減少が考えられる場合には，胃中での細菌類の繁殖がおこり，局部的に硝酸塩が亜硝酸塩に還元されることはあり得る（Leach et al., 1987; Hill, 1999）。そのためシャーマらは電子ポンプ抑制剤オメプラゾールを毎日30mg, 14日間与えたとき，胃液pH は3.0, 胃液中細菌数は5.9×10^7/mLになり，亜硝酸塩濃度は投与当日の 0.3mg NO_2^-/Lから14日には 4.5mg NO_2^-/L と著しく上昇したとしている（Sharma et al., 1984）。

しかしこの10^7/mL以上という高い微生物数は，この実験で胃内容物を得るために用いた技術が非滅菌であったために人為的な要因があったかもしれない（Verdu et al., 1994）。ソーレンスらは1996年にオメプラゾール20mgを28日間投与し続けたときの胃液のpHは4.2, 胃液中微生物数の平均は10^6/mLに過ぎず，亜硝酸塩濃度は有意に変化することはなく，投与当日と28日でそれぞれ3.7と1.6mg/Lであったと報告した（Thorens et al., 1996）。すなわち，胃中の微生物による硝酸塩から亜硝酸塩への還元は有意なほどおきない。それほど存在する微生物数は少ないということなのである。さらにネズミの実験でも，硝酸塩の摂取量が高くなっても胃中の亜硝酸塩濃度は低かった（Witter and Balish, 1979）。

乳幼児の場合，胃が酸性でなく滅菌状態でもないために硝酸塩から亜硝酸塩へ還元されやすい特別な状態にあるとしばしば主張される（Miller, 1941; Cornblath and Hartmann, 1948; EPA, 1990; Hill, 1991b, 1999）。しかしこれは本当ではないようにみえる。正常な分娩で生まれた赤ん坊は生まれたとき，胃液pHは4.0～7.3の

範囲であり，これはおそらく子宮中の胃にアルカリ性である羊水が存在することによるものであろう。しかし数時間後には胃液pHは平均して2.5～3に低下する（Avery et al., 1966; Reed, 1996）。新生児の胃液中の塩酸濃度は成人とほとんど同じ水準なのである（Luhby et al., 1954）。生まれたその日から3か月の間，胃液のpHは2.5～5.5の範囲であり，平均値は3.7であった（Agunod et al., 1969）。誕生時の体重の低い乳児や早産の乳児でも，この数字はほとんど同様であった。誕生時に体重がきわめて軽い乳児の場合でも胃液pHは4.1であったが，分娩1週間後には2.6に低下していた（Jean-Louis et al., 1993）。早産した乳児の場合，誕生時の胃液pHは7.7であったが，6時間後には2.6に低下し（Harries and Fraser, 1968），生後7～15日の哺乳前でpH2～3であった（Sondheimer et al., 1985）。このように乳児の胃は，微生物が働いて硝酸塩から亜硝酸塩を生成するのにけっして適してはいない。このことは乳児のメトヘモグロビン血症の発病にも関連するので，第5章1 (6) (81ページ) 以下でさらに論議する。

6 まとめ

人間の硝酸塩の摂取は主に野菜に由来し，飲料水からの摂取はより少ない。この摂取に，体内で自らが合成する硝酸塩（体内起源硝酸塩）が加わる。体外起源と体内起源のふたつの起源による硝酸塩の供給量は同程度である。硝酸塩の体内合成は，ある種の病理的あるいは生理的な条件によって増加し得る。摂取した硝酸塩は，きわめて迅速に小腸上部で吸収される。硝酸塩は直接に大

腸に移行しないが，大腸内分泌されているのを見ることがある。というのは，硝酸塩の一部は大腸微生物によって代謝されるからである。硝酸塩の多くは主として腎臓での受動的排出によって尿中に排出される。血漿中の硝酸塩の一部は唾液腺に抽出され，唾液中に高濃度で分泌される。成人と生後6か月以上の乳児において，唾液中の硝酸塩の一部は，口内で微生物酵素の影響を受けて

3.4. 硝酸塩の代謝を研究するための実験動物

硝酸イオンは小さな分子で，その代謝経過を研究するために動物実験をするのは簡単なように思われる。しかしこのような実験に通常用いられる動物は，得られた結果を直接人間に適用することができないほど，人間とは異なっている。

反芻(はんすう)動物は複数の胃（ルーメン）をもっており，食べたエサはここで微生物によって発酵し消化される。そのためここの条件はきわめて還元的であり，硝酸塩は亜硝酸塩に，さらにはアンモニアにまで変換する。このルーメン過程は人間にはないので，反芻動物を硝酸塩研究の実験動物として使うのは，適当ではない。

齧歯(げっし)動物（ネズミ・ハツカネズミ）はもっともふつうに実験に用いられる。ネズミは人間と同様に舌に溝があり，そこに多数の硝酸還元微生物が棲みついている（Li et al., 1997）。しかしネズミは人とちがって唾液中に硝酸塩をそれほどさかんに分泌しないようで（Walker, 1995），そのため硝酸塩から亜硝酸塩への変換速度も人の場合よりずっと遅い。(Til et al., 1988)。

この問題についてはもっと定量的データが必要である。ハツカネズミでも状況は満足できるものでなく，唾液中硝酸塩の分泌と亜硝酸塩への還元に関する文献的情報はネズミよりも不足している（Walker, 1995）。さらにネズミでは，大腸での硝酸塩の分泌が活発なことが報告されているが，この点で人間とちがうのかどうかはわかっていない。この種の動物を使った実験結果の有意性が適切に評価できるように，さらに研究を重ねる必要がある。

亜硝酸塩に変換される。これらは飲み込まれて胃に至る。しかし成人や乳児の胃は，いずれも硝酸塩から亜硝酸塩への微生物による変換に適した条件があるとは思われない。胃の中の酸性条件において，亜硝酸塩は一酸化窒素に分解されるが，この一酸化窒素は，いくつかの利点をもっている。このことは，第7章で論議する。

第4章 体液中の硝酸塩濃度の変動と役割

　前章で見たように,一酸化窒素の生成はきわめて重要な生化学的過程なのであり,多くの生理反応のなかで一定の役割を果たしていることが明らかである(第3章2)。したがって,体液中での一酸化窒素の生成と硝酸塩濃度はある程度身体の健康状態に関係していることは驚くことではないが,かといってその関係は単純なものでもない。顕著な例は,下痢をしたときに硝酸の生産が著しく増加すること(第5章1(5))と,本態性高血圧の場合に一酸化窒素の生成が異常に低下すること(第4章2)である。しかしそれ以外にも多くの体調変化によって体内での一酸化窒素と硝酸塩の生成は変動する。この章では,このきわめて活発な研究領域について概括するものである。このテーマは,一般読者よりは専門の研究者にとって関心が深いものだと思われる。そこでここでは主要なポイントのみを述べ,詳細は付録4に譲ることにする。

　なお,一酸化窒素(NO)合成におけるさまざまな変異を読み解くために,過去10年間,体液中の硝酸塩濃度について多くの研究がなされた。しかしこのような測定は,食事のなかに硝酸塩が含有されるために解釈が難しくなりがちである。硝酸塩がその最

終産物として一酸化窒素を生成する過程は，硝酸塩の経口摂取を15〜48時間制限した場合にだけ，その濃度の影響が見られるからである（Leone et al., 1994; Jungersten et al., 1996; Forte et al., 1997; Sakinis and Wennmalm, 1998）。

体液中の硝酸塩の分析にはさまざまな方法が，臨床でもまた研究者にも用いられている。グランリらはイオンクロマトグラフィーが便利で満足できると報告しているが（Granli et al., 1989），グリース反応にもとづく比色法，紫外部吸光光度法，蛍光分析，化学発光法，毛管電気泳導，ガスクロマトグラフィー/質量分析法，高速液体クロマトグラフィー，さらに電極または生体分析計などのすべてが用いられている（Ellis et al., 1998）。

硝酸＋亜硝酸の合量（NO_xと称する）の測定用には，しばしば比色法が用いられているが，これは簡単で便利な方法である（Giovannoni et al., 1997b）。この方法で測定すると，亜硝酸濃度は体液中硝酸濃度の10〜20％と低い。また亜硝酸は，たとえばオキシヘモグロビンと反応することによってかなり迅速に硝酸へ変換する。したがってこの章では，硝酸とNO_x濃度は同等のものと見なしてもよいであろう。

1　健康な人間の硝酸塩濃度変化

硝酸塩はすべての体液で見出される。表4.1には体液中の硝酸塩と亜硝酸塩の平均濃度を示した。予期したように亜硝酸塩濃度は低く，亜硝酸塩は容易に硝酸塩に酸化されるのである。

空腹時の健康な人間の硝酸塩濃度は，血漿中より脳脊髄液で低

表4.1　人間の体液に含まれる硝酸塩と亜硝酸塩の平均濃度

	硝酸塩 (NO_3^- mg/L)	亜硝酸塩 (NO_2^- mg/L)	文献
血漿	1.22	0.19	Moshage et al. (1995)
尿	60	0.18	Moshage et al. (1995)
脳脊髄液	0.47	0.02	Ikeda et al. (1995)
汗	2.5	0.15	Weller et al. (1996)
唾液	1.4 〜 12.4	2.3 〜 5.5	
胃液	10	0.06	
気管内液	8.9	ND	Grasemann et al. (1997, 1998)
羊膜液	1.4	0.28	Hsu et al. (1997)
乳（分娩後2〜5日）	11.2	2.1	Iizuka et al. (1999)
尿（分娩5日後）	1.4		Green et al. (1982)
	2.9	ND	Uibu et al. (1996)
	4.9		Dusdieker et al. (1996)

ND＝検出されず

かった。汗，羊膜液および母乳中（泌乳初期の分娩後2〜5日の間を除く）は，血漿中と同程度であった。唾液および胃液中は血漿中よりも高いが，これは唾液腺に硝酸塩の輸送メカニズムが活発に働いているからである。硝酸塩は気管分泌液と精液中でも高い。

　誕生直後の新生児では血漿中硝酸塩濃度は25％高いことが観察されたが，この影響は誕生後7日間しか見られない（Hegesh and Shiloah, 1982）。この観察はさらに確認が必要である。

　身体運動の間に一酸化窒素の生成は増加するが，これが血管拡張に貢献して，身体トレーニングの有用な効果のひとつとなっているかもしれない（Bode-Böger et al., 1994; Shen et al., 1995）。だ

からであろうか，6時間走ったり自転車に乗ったりすると，硝酸塩の分泌量がその後12時間80〜90％も増加した（Leaf et al., 1990）。また激しい，ほとんど限界に近い運動をすると，耐久的訓練をした人も，しなかった人のどちらも，尿中への硝酸塩の排出がただちに120％も増加した。そしてこの排出が通常の値に戻るのに，3〜4時間もかかった（Bode-Böger et al., 1994）。

一酸化窒素の合成はまた，外部的刺激によっても増加する。ジローとフェリエールは，窒素肥料工場の生産部門で働いている人の血漿中硝酸塩は多い（3〜8mg NO_3^-/L）と報告している（Giroux and Ferrières, 1998）。彼らはこれを刺激性ガス，とくにアンモニアによって，体内一酸化窒素の合成が増大したためと説明した。しかしこのガスの露出濃度は低く，わずかに 3mg NH_3/m^3に過ぎない。報告者たちもこの結果は，コントロールされた環境での実験によって確認する必要があるとしている。

正常な精液をもつ男性の精液中の硝酸塩と亜硝酸塩（NO_x）の濃度は，血漿中よりも高かったが，これは精子機能における一酸化窒素の一定の役割という概念を支持するものである（Battaglia et al., 2000）。女性では月経期中と閉止期とで循環NO_xの水準に変異が見られ，血漿中の卵胞ホルモンの水準と直接の関係がある。すなわち血漿中NO_x水準は，卵胞の成長期に段階的に増大し，開始時より有意に高い最終値に達する。排卵後は急速にその濃度は低下し，12時間以内に元の値に戻る（Rosselli et al., 1994; Cicinelli et al., 1996）。この濃度は閉経後から低くなる。しかし17β-エストラジオールというホルモン剤を経皮的に連続的に投与すると，この値は月経期の間に記録された値に近くなった（Rosselli et al.,

1995; Cicinelli et al., 1999)。

　ネズミおよびヒツジでは妊娠末期に血漿中の硝酸塩濃度が高く，通常値の1.6～2倍の値にまで高まる（Conrad et al., 1993; Yang et al., 1996）。人間の女性ではこの結果は一致していない。有意な変化はないとする研究（Curtis et al., 1995; Smárason et al., 1997）がある一方で，妊娠期間に硝酸塩濃度がきわめて明らかに上昇することを示した研究（Seligman et al., 1994; Nobunaga et al., 1996; Okutomi et al., 1997）もあるからである。矛盾するデータは，尿中硝酸塩濃度についても得られている（Myatt et al., 1992; Brown et al., 1995; Egberts et al., 1999）。いずれにせよ，妊娠期間と産後の一酸化窒素の生成や体液中の硝酸塩水準に関しては，まだ結論が得られていない。

　食事からの硝酸塩摂取量は乳中の硝酸塩水準に影響しない（Kammerer et al., 1992; Kammerer, 1994; Dusdieker et al., 1996）。泌乳期のビーグル犬に硝酸塩を静脈注射して血漿中の水準を上げ，これにより乳中の硝酸塩濃度を上げることは実証できたが，それが血漿中の濃度より高くなることはなかった。乳腺で血漿から硝酸塩を濃縮することはないようである（Green et al., 1982）。

　対照的に，人間では母乳中の硝酸塩濃度が分娩後急速に増加することが見られる。分娩直後（2～5日間）に最高値を示し，その濃度は血漿中濃度よりは高く，平均 11mg/Lであった。この期間は一酸化窒素が乳房そのもので合成されるようである。この合成は泌乳を誘発し，また母乳給与に向け乳房を準備するものでさえあるかもしれない。たとえば，血液供給が増えることや，乳首やその周辺部が盛り上がってくること，そして乳児が乳を吸うこと

で発達する乳腺の拡大などである。分娩後の母乳中における硝酸塩は，乳房における一酸化窒素の生成のよい指標とみなされるのかもしれない (Iizuka et al., 1997, 1998, 1999)。

消化器液中の硝酸塩濃度についてはあまり知られていないが，その濃度は少なくとも血漿中濃度と同様なものと考えられる。硝酸塩が，血液→肝臓→胆汁→小腸→血液と循環していることは，ネズミとイヌで実証され (Fritsch et al., 1979, 1985)，人間では，胆汁の還流により胃液中の濃度のほぼ2倍にも増加するとされる。また涙の硝酸塩濃度は，血漿中濃度よりわずかに低くなっているようである (Salas-Auvert et al., 1995)。

2 病理的な条件下での変化

血漿中の硝酸塩濃度は，次の病理的条件においては変化が現われない。すなわち，パーキンソン病 (Molina et al., 1994)，嚢胞繊維症 (Grasemann et al., 1998)，シプロフロキサチン塩酸塩による抗生物質投与 (Jungersten et al., 1996)，腎臓障害のない熱帯性マラリア (Dondorp et al., 1998)，重い頭内傷害 (Clark et al., 1996)，体表面積の15％以下の成人の火傷 (Harper et al., 1997)，急性肺炎や熱性尿管感染などの非消化管感染症 (Åhren et al., 1999)，そして喫煙 (Jungersten et al., 1996) である。

一方，別な病理的な状態では，血漿中硝酸塩濃度の低下が見られる。たとえば肝臓切除，すい臓切除といった手術では，一酸化窒素の循環抑制物質であるグルカゴン，インターロイキン-6の分泌がなくなることによると思われる低下 (Satoi et al., 1999) や，

活性期間中のベーチェット病（Örem et al., 1997），また高コレステロール症（Nakashima et al., 1996; Tanaka et al., 1997）ではおそらく動脈内皮機能低下による低下がある。

対照的に血漿中の硝酸塩濃度が上昇する病理的な状況は多い。その詳細は付録4（187ページ）に示した。

例外的なものを挙げておくと，変則的な外部からの硝酸塩摂取の場合がある。火傷の治療に硝酸セリウムを含有する抗菌性クリームを塗布すると，血漿中のNO_x濃度は10倍にも増加することがある（Harper et al., 1997）。

また慢性腎臓障害の場合，原因は硝酸塩の腎臓への排出量の減少である。このような場合，一酸化窒素と硝酸塩の体内合成の減少も同時におこり，両者は血漿中硝酸塩濃度に対して逆の影響を与える。しかし腎臓への排出量の低下のほうがはるかにまさるため，平均すると血漿中NO_xは2～3倍増加する。これも，4時間の血液透析によって25～50％減少する（Blum et al., 1998; Viidas et al., 1998; Matsumoto et al., 1999）。

以上は特別な場合で，より一般的な血漿中の硝酸塩濃度の増加は，一酸化窒素の体内合成量がふえることによる。血漿中の硝酸塩濃度を増加させるさまざまな病気と治療法については，付録4に表として示した。

平均すると，血漿中の硝酸塩濃度の増加が中程度（2倍以下）なのは，リューマチ様関節炎，活発な椎骨関節炎，ループス（全身性エリテマトーデス），重複硬化症，および「有機」硝酸塩で治療中の狭心症の患者であり，より多い（2～3倍）のは潰瘍性大腸炎，心不全，慢性肝炎および肝繊維状悪性腫瘍の患者である。

さらに著しく多い（3〜16倍）のは，重症の火傷，敗血症性ショック，敗血症候群，急性胃腸炎および肝硬変の患者である。

血漿中の硝酸塩水準は，肺炎や熱性尿管感染症のような急性感染症ではあまり変化がない（Åhren et al., 1999）が，新生児や小児の敗血症（Shi et al., 1993; Carcillo, 1999），成人の敗血症性ショック（Neilly et al., 1995; Avontuur et al., 1998），小児および成人の胃腸炎（Hegesh and Shiloah, 1982; Jungersten et al., 1993; Dykhuizen et al., 1995; Åhren et al., 1999）では著しい増加を示す。感染症の場合には一酸化窒素の生成は病原体あるいは感染部位によって増減しうるが，その正確なメカニズムはまだわかっていない。

硝酸塩の少ない食事を摂っていれば，腎臓が健全なかぎり，尿中の硝酸塩は一酸化窒素の生成を反映する。弱毒化インフルエンザAウィルスに感染しても，尿中硝酸塩の排出レベルは有意に変わることはなかった（Forman et al., 1992）。これに対して，気管支喘息の子ども（Tsukahara et al., 1997）と，腹腔の病気なのにグルテンフリーの食事がきちんと与えられていない子ども（Sundqvist et al., 1998; Van Straaten et al., 1999）で尿中硝酸塩の排出は増加した。また，成人でも下痢や感染性胃腸炎（Bøckman et al., 1996; Forte et al., 1999），またはランブル鞭毛虫症（Wettig et al., 1990）でも増加し，さらには重症の火傷（4〜5日後）（Abrahams et al., 1999），劇症のリューマチ性関節炎の患者でも増加が認められている。この最後のケースでは，プレドニソロンを使った治療で25％減少した（Stichtenoth et al., 1995a; Stichtenoth and Frölich, 1998）。

血管壁における一酸化窒素の生成は筋肉を弛緩させ,血圧を低下させる。フォルトらおよびシエラらは本態性高血圧の患者では尿中の硝酸塩排出が20〜40%,もしくはそれ以上低下すると報告した (Forte et al., 1997; Sierra et al., 1998) が,サニェーラらはこのような患者に正常な血漿中硝酸塩水準しか見出していない (Sagnella et al., 1997)。この問題については,第7章2 (161ページ) で議論するが,さらに研究を要する。

高血圧,尿タンパク症および浮腫の3つの症状からなる子癇前症(しかんぜん)（妊娠中毒症）は,妊婦の最高5%で発病する。この患者には血漿硝酸塩が増加するもの,あるいは減少するもの,さらに有意な変化を示さないものなどの研究報告がなされている (Seligman et al., 1994; Curtis et al., 1995; Davidge et al., 1996; Kupferminc et al., 1996; Nobunaga et al., 1996; Smárason et al., 1997; Nanno et al., 1998; Pathak et al., 1999; Ranta et al., 1999)。

羊膜液がマイコプラズマに感染していない妊婦の羊膜液中のNO$_x$濃度は,有意に高い (Hsu et al., 1997, 1999)。予定日前陣痛あるいは未成熟膜破裂の場合,血漿中の硝酸塩濃度は平均して2〜3倍に高くなる (Jaekle et al., 1994)。これはおそらく,このような合併症が臨床的に現われない何らかの感染症と絡んでいるからだと思われる。

3 結 論

血漿中の硝酸塩濃度の上昇は多くの病理的な状態に関連している。この上昇は,短期的なものではない。これは病気が続くかぎ

り現われ続け、たとえば感染性胃腸炎の場合には数日間、また慢性の炎症性関節炎が原因の場合には、数年間も続くことがある。

　このような病状のある種の臨床的兆候、たとえば敗血症における急激な血圧降下は一酸化窒素の生成量が増加することに由来しているように思われる。一酸化窒素の生成量の増加は、一酸化窒素の最終代謝生産物である硝酸塩の血漿中濃度を増加させることがありうる。しかしながらこれまで硝酸塩によってもたらされる治療的な効能に言及されたことはなかった。たとえその臨床的影響が強くかつ持続的なものであっても、血漿中の硝酸塩濃度の増加がごくわずかでも、臨床的な兆候を示すものだとか、あるいは合併症の発現の原因になっているとして記述されたことはないのである。この注目すべき事実は、硝酸イオンが無害な分子であることを意味しているように思える。

第5章 硝酸塩は本当に危険か
——科学的再考

　食べ物に含まれる硝酸塩に対して主に次のふたつの点が指摘されている。
　・乳児におけるメトヘモグロビン血症のリスク
　・成人におけるガンの発生増加の可能性
　また，次のような主張もなされている。
　・胎児死亡のリスクの増加
　・遺伝子に対する毒性のリスク
　・胎児の奇形発生リスクの増加
　・甲状腺肥大の傾向
　・高血圧症の早期発生
　・小児糖尿病の発生増加

　この章では，これらの苦情をそれぞれ見直し，正当化しようとする理由を分析して，その主張が本当に根拠があるものなのかどうかを明らかにするものである。

1 乳児におけるメトヘモグロビン血症のリスク

乳児が，飲み水あるいは離乳食から硝酸塩を摂取する，とメトヘモグロビン血症（ブルーベビー症候群ともいう）のリスクをおかすことになると今日では受け取られている。これが硝酸塩に関わるリスクの主要な要素であり，EUの規制（たとえば「硝酸塩指令」；EU, 1991b）は，この危険から乳児を守ると想定した必要性にもとづいている。そこでわれわれは反硝酸塩の事例の調査をこのメトヘモグロビン血症問題から始めることにしたい。いったいそれは何なのか，何が原因となっているのか。そして本当に硝酸塩に無防御であることがこの致命的な状況をもたらすものなのかどうか？

(1) メトヘモグロビン血症とは

赤血球細胞にあるヘモグロビン分子は，ガス，とくに酸素の運搬という重要な役割をもっている。メトヘモグロビンはヘモグロビンの酸化された状態であり，酸素を運搬する能力を失っている。酸化されるのはヘモグロビン中にある鉄であり，Fe^{2+}がFe^{3+}に変化する。ヘモグロビンのメトヘモグロビンへの酸化は赤血球中では連続的におこっている。しかしメトヘモグロビン還元酵素やNADH-シトクロムb5という強力な酵素系によりメトヘモグロビンは元のヘモグロビンに戻る（図5.1）。したがって，通常は赤血球中のヘモグロビンはごく少量がメトヘモグロビンの形になって

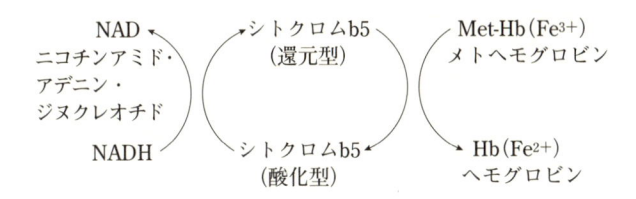

```
   NAD ←――――  シトクロムb5      Met-Hb(Fe³⁺)
ニコチンアミド・          (還元型)      メトヘモグロビン
 アデニン・
 ジヌクレオチド
   NADH ――→  シトクロムb5   ――→  Hb(Fe²⁺)
               (酸化型)         ヘモグロビン
```

図5.1 メトヘモグロビンがヘモグロビンに還元される仕組み

 このメトヘモグロビンの還元はNADHからヘモグロビンのヘムへ電子1個が移動しておこる。この反応は2段階に分かれて進行し、シトクロムb5の酵素的還元に続いて還元型シトクロムb5から酵素反応を介さずにメトヘモグロビンへ電子1個が移動する

(Mansouri and Lurie, 1993; Boivin, 1994)

いるに過ぎない。

 メトヘモグロビンの平均値(全赤血球中ヘモグロビン中のパーセンテージ)は乳児で1.1％,若い成人男性で0.8％であり(Shuval and Gruener, 1972),0.5～2％の範囲にあれば正常とみなされている(ECETOC, 1988)。しかしこれを超えて,メトヘモグロビン濃度が異常に高い状態が,メトヘモグロビン血症として知られている。メトヘモグロビン水準が10％以下の場合には潜在的で,10～20％になるとチアノーゼ(皮膚および粘膜が青色に変色)が現われ,30％以上になると激症状態となり,60～80％では致死値になる。チアノーゼがおこることから,この状態は「ブルーベビー症候群」として知られている。治療法はあり,症状は急速に改善でき,回復後の後遺症はない。致死例はまれである(第5章1(6),81ページ)。

乳児の場合，メトヘモグロビン還元酵素はまだ十分に活性が高くなっていない。生後数か月はこの活性が約50％も低く，その後月齢とともに増加して生後約6か月で成人の水準に達する（Lukens, 1987）。このようにメトヘモグロビン還元酵素の活性が生後6か月以下，とくに生後4か月以下で低水準なことで，幼い乳児がメトヘモグロビン血症にかかりやすいことが説明できる。

ここで，メトヘモグロビン血症の正確な定義について合意しておくことが望ましい。ある人は，メトヘモグロビン濃度が正常値を超えたらすぐにメトヘモグロビン血症であると考え，たとえばマンソウリとルリエーやファンとスタインバーグは，メトヘモグロビン血症の定義をヘモグロビンの1％以上がメトヘモグロビンに酸化された状態としている（Mansouri and Lurie, 1993; Fan and Steinberg, 1996）。別なある人たち，たとえば現場の臨床医などは，最初の臨床的症状が認められた場合にのみメトヘモグロビン血症とするのがよいとし，実際にはヘモグロビンの10％以上がメトヘモグロビンに酸化された場合としている（ECETOC, 1988; Bøckman and Granli, 1991; Mohri, 1993; Avery, 1999）。後者のメトヘモグロビン血症の定義のほうがより適切と思われることから，本書ではそれを用いる。

(2) メトヘモグロビン血症の原因とその問題点

乳児では多くのさまざまな化学薬品がメトヘモグロビン血症を引きおこす（Kiese, 1974）。ごく最近では麻酔剤のプリロカインがその非難のやり玉に上がっている。その代謝産物であるo-トルイジンが作用している。現在はこれを乳児や陣痛中の妊婦に対して

$$4HbO_2 + 4NO_2^- + 4H^+ \longrightarrow 4Hb^+ + 4NO_3^- + O_2 + 2H_2O$$

図5.2 オキシヘモグロビンと亜硝酸塩の反応の当量関係
　　HbO_2=オキシメトヘモグロビン，Hb^+=メトヘモグロビン
　　　　　　　　　　　　　　　　　　　　(Kosaka et al., 1979)

は，使用を慎重にすることが勧告されている (Griffin, 1997)。しかし，原因が何であれ，メトヘモグロビン血症が発症するのはきわめてまれである。

　われわれが扱った乳児でメトヘモグロビン血症と報告された事例は，亜硝酸塩に起因するものである。硝酸塩そのものは，亜硝酸塩とちがいヘモグロビンをメトヘモグロビンに変える能力はない。オキシヘモグロビン(酸素と結合したヘモグロビン)の亜硝酸塩による酸化はコサカの反応式(図5.2)に従うと報告されており，その反応は，中間体である反応生成物が触媒となり迅速に進行する (Kosaka and Tyuma, 1987)。

　幼い乳児での亜硝酸塩により引きおこされたメトヘモグロビン血症にはふたつのタイプがあり，両者は区別しておかなければいけない。すなわち，
　・外部からの亜硝酸塩に由来するメトヘモグロビン血症，もしくは食事に起因するメトヘモグロビン血症
　・腸炎によって増加した体内起源の亜硝酸塩が引きおこすメトヘモグロビン血症
である。

　外部からの亜硝酸塩摂取，あるいは食事により引きおこされるメトヘモグロビン血症が，最初に認識された。食べ物に含まれた

硝酸塩が第一の容疑者と考えられたのだが,それは微生物性硝酸塩還元酵素が硝酸塩を亜硝酸塩に変えることができるからである。腸炎に起因するメトヘモグロビン血症は臨床医や疫病学者に長い間あまり知られていなかったが,今では外部性亜硝酸塩に起因するメトヘモグロビン血症の症例よりもずっと多く報告されるようになっている(Avery, 1999)。

食事に起因する乳児のメトヘモグロビン血症は,食物中の硝酸塩が有毒か,あるいは無害かの議論の中心におかれている。基本的な仮説は,硝酸塩が微生物により亜硝酸塩に還元され,この亜硝酸塩がメトヘモグロビン血症を引きおこすということである。この議論はいくつかの争点を堂々めぐりしている。

1. 亜硝酸塩は生体内(in vivo)で生成するのか,器具内(in vitro)で生成するのか? すなわち,摂取した硝酸塩が口,胃,あるいは大腸内に生息する微生物により,亜硝酸塩へ還元され生成するのか? あるいは器具内に生息する微生物により生成し,それを摂取するのか? 微生物により汚染した硝酸塩を含有する哺乳瓶や乳児食の容器内で生成するのか? 生体内と器具内の両者のメカニズムは関係しているのか? あるいはこれらのうちのひとつだけが実際に働いているのか?

2. アメリカ合衆国とEUで設定している飲料水中硝酸塩濃度の44.3と50mg NO_3^-/Lという規制値(第6章1, 127ページ),ならびにEU(第6章2, 141ページ)で設定しているホウレンソウとレタスの硝酸塩の規制値の2000〜4500mg NO_3^-/kgは,乳児の食事に起因するメトヘモグロビン血症を防止するため

に適切な対策となっているのか？

　このような疑問に答える前に，乳児の亜硝酸に起因するメトヘモグロビン血症の臨床的記述を，食事によるメトヘモグロビン血症の古典的事例から始めてみよう。

　1960年代，著者のひとり（父のジャン・リロンデル）はカン大学（フランス・ノルマンジー）の小児科医であり，病院と保育施設の責任者でもあった。彼は多数の乳児メトヘモグロビン血症の事例を観察する機会があったが，いずれも良性で，原因はニンジンスープによるものだった（Signoret, 1970; L'hirondel et al., 1971）。この症例から，彼はその病兆について正確で有益なデータを得ることができた。そこで最初に，このニンジンスープによるメトヘモグロビン血症について吟味し，次いでホウレンソウと腸炎に起因するメトヘモグロビン血症に限っていくつかの考察を述べることにする。最後に飲料水に起因するとされるメトヘモグロビン血症について取り扱い，硝酸塩がこうした症例の原因となるのかどうかを検証してみる。

(3) ニンジンスープに起因する症例の検討

　1960〜1980年代にかけて，ニンジンスープは乳児が下痢をしている場合の基本的食事療法であった。ニンジンに含まれるセルロースによって乳児の下痢は改善される。ニンジン中の炭水化物は発酵しないので，ガス生成を避けることができる（L'hirondel, 1964）。そのすぐれた成果から，ニンジンスープはほとんど世界中で採用された。伝統的なやり方では（水1Lに対してニンジン

500g使用)，生後1か月の乳児に平均50mg NO$_3^-$/日 (7～300mg NO$_3^-$/日の範囲で) が処方されていたのである (L'hirondel and L'hirondel, 1996)。

ニンジンスープによるメトヘモグロビン血症の最初の症例は，1968年に見られたが，その後はとくにカン地方で多く見られ (Signoret, 1970; L'hirondel et al., 1971)，パリでもいくつかの小児科病院で報告された。その場に立ち会った臨床医が直面した事実には特徴的なものがある。

患者の乳児はつねに幼く，生後1～2か月であり，ときには3～6か月であった。これらの乳児はその前まで何の問題もなくニンジンスープを哺乳瓶で与えられていたが，飲ませた15～30分後にメトヘモグロビン血症の唯一の中毒症状であるチアノーゼが突然現われた。

多くの場合，症状は軽く，かろうじてそれとわかる程度であった。数時間，唇がわずかに赤紫色になり，ただ乳児が寒気を感じているだけのようにしか見えなかった。しかもそのチアノーゼは，乳児が泣いたときにだけ現われたのである。その微妙な色の変化は，小児科医が診察すれば気付くものだったが，母親たちは不思議に思うだけでとくに心配はしていなかった。ましてそのことが診察を受ける理由になどはけっしてならなかった。

チアノーゼがときには深刻で，広くひろがることがある。とくに顔面，唇，頬粘膜で著しくなり，その場合には入院が必要であった。

これは例外的な症例だが，われわれは劇症のチアノーゼも診察している。その乳児の顔面は青灰色から，ほとんど黒色となった。

いきなりペンキをかぶったようにである。この兆候は驚くべきおそろしいものであり、最悪の事態を心配させた。しかしチアノーゼだけが唯一の兆候であり、それ以外は呼吸困難になるでもなく、悲劇的な顔をして心配させている当の乳児が、その他の点では正常であり続けたことは驚きであった。表情は陽気であるし、食欲もあり、何より彼が微笑んでいることは、奇妙でありながら、安心できるコントラストを示していた。診断はただちに下され、指を針で刺して血液が「チョコレートの茶色」になっていることでメトヘモグロビン血症であることが確認された。次いで迅速に選択された治療法（Wendel, 1939; Griffin, 1997; Finan et al., 1998）として、メチレンブルー（1〜2mg/kg）がゆっくりと静脈注射された。処置後、全員の目が乳児に注がれ、期待される結果が現われるのを待った。15〜20分後にその子は健康なピンクの顔色を回復した。その後、彼は何の後遺症もなく回復した。

ふたつの事実にわれわれは注目した。

・第一に、ニンジンスープは長い間、広範に用いられ、われわれの病院や保育施設でも何ごともなく乳児に与えてきていたが、われわれが見たメトヘモグロビン血症の症例はすべて家庭で調製されたニンジンスープに起因していたのである。したがって疑惑はニンジンスープの調製法に向けられた。

・第二に、ニンジンスープの哺乳瓶は、チアノーゼが突然発生するようになるまでは乳児にまったく問題がなかった。ときには今回の症例と同様な、あるいはより軽度の発生がこれまでもあったのかもしれないが、数時間内に自然に消滅していたのである。これらの事実は、新規で高度のチアノーゼ発症

要因が，有毒な哺乳食に突然，予期せぬかたちで現われたことを示す。このチアノーゼ要因は迅速で激しく作用するが，長続きはしない。

ニンジンスープには硝酸塩が多く含まれることがある。そこでわれわれの疑いはごく自然に哺乳瓶内での亜硝酸塩の生成——微生物が繁殖すればあり得る，に向けられた。調査によってこの仮説は確認された。すなわち，有毒な哺乳食は微生物で汚染されており，実際に亜硝酸塩が存在していたのである。

同じ時期にデュペイロンらはパリの聖バンサンドパウル病院で同様な発見をした（Dupeyron et al., 1970）。この病院で乳児のメトヘモグロビン血症を研究するうちに，血液中のメトヘモグロビン濃度とニンジンスープ哺乳瓶中の亜硝酸塩濃度との間に密接な関係があることを確認した。彼は哺乳瓶を37℃に加温すると亜硝酸塩の濃度が指数関数的に増加することから，微生物の繁殖が想定されるとしている。

著者（ジャン・リロンデル）も，個人的な実験を行なっている。8戸の異なる家庭でつくられたニンジンスープについて，まず，

5.1. チョコレート色の血液とメトヘモグロビン血症

血液がチョコレートのような茶色になるのは，メトヘモグロビン血症の古典的兆候である。しかし血液の色の変化が明瞭に認められるのはメトヘモグロビンの濃度水準が比較的高い場合である。その水準が12%の場合はこの症状は見過ごされるか，臨床的技術では，半数の事例でしか検出されなかった（Henretig et al. 1988）。

調製直後と，20℃で48時間静置したあとの微生物数，NO_3^-とNO_2^-濃度の分析を行なった（L'hirondel et al., 1971）。実験開始時には2個のニンジンスープがすでに微生物によって汚染（微生物数10^5～10^6/mL）されていたが，残りは非汚染（10^3/mL以下）と考えられた。この実験開始時のニンジンスープ中の硝酸塩濃度は55～240mg/Lで，平均124mg/Lであった。さらに微生物汚染が認められたものでは低濃度の亜硝酸塩が検出され，0.13mg/Lであったが，そのほかの7個はゼロであった。しかし，20℃で48時間静置すると激しい変化が認められ，すべてのニンジンスープが微生物に汚染され，微生物数は10^5～10^{10}/mLとなった。亜硝酸塩濃度がゼロであったのはただ1個，微生物数が最少の10^5/mLのニンジンスープのみであり，ほかの哺乳瓶には亜硝酸塩が存在していた。20℃で48時間静置したあとの8個の哺乳瓶中の亜硝酸塩濃度は，平均22.7mg NO_2^-/Lであり，そのうちの1本では99mg NO_2^-/Lにも達していた。

ド・ポンタネルらは同様な実験を行なっている（Gounelle de Pontanel et al., 1971）。彼らはニンジンスープを室温（20℃）と冷蔵のふたつの方法で静置した。実験開始時にニンジンスープの硝酸塩濃度は1000mg NO_3^-/L であったが，室温に静置すると24時間後には微生物に汚染され（微生物数10^6/mL），亜硝酸塩濃度は75mg NO_2^-/Lに達していた。しかし冷蔵庫に静置すると亜硝酸塩が検出可能になるのに2日以上かかった。したがって冷蔵保存は1日以内とするのが安全であった。さらにクノテックとシュミットは硝酸塩から亜硝酸塩への還元は（ニンジンスープでなく全クリームミルクの場合であるが），微生物数が10^7/mL以上に増殖して

いる場合であることを発見した (Knotek and Schmidt, 1960)。

　ニンジンスープが乳児のメトヘモグロビン血症の原因となるには，硝酸塩がまず哺乳瓶中で亜硝酸塩に変換されることが必要である。こうなるためには微生物数は見かけ上10^5〜10^6/mL以上になることを要する。酸素が欠乏すると，微生物は硝酸塩還元酵素を働かせて硝酸塩を亜硝酸塩に変えるのである。微生物が増殖するためには，適切な温度と良好な生育環境培地が必要である。ニンジンスープに砂糖を加えるのは，理想的な有機性基質をつくることになる。

　ニンジンスープを乳児のメトヘモグロビン血症の原因としないようにするには，単に衛生上の基本的なルールに従いさえすればよいのである。この特性と重要性については，第5章1 (7)，97ページで論議する。

(4) ホウレンソウに起因する症例の検討

　1991年にフランスの12県で行ないまとめられた調査によると，硝酸塩の平均含量は新鮮なニンジンで154mg NO_3^-/kg，新鮮なホウレンソウで1870mg NO_3^-/kgであった (Diagonale des Nitrates, 1991)。ホウレンソウは明らかにニンジンより12倍以上も硝酸塩濃度が高かった。衛生状態が悪ければ，ニンジン同様のパターンをたどることになる。

　ニンジンの場合と同様に，メトヘモグロビン血症の危険性はホウレンソウ調製品を冷蔵庫で保存しなかった場合におこる (Simon, 1966)。またこの野菜の場合，知っておいたほうがよい別な危険もある。それは「新鮮」だとして買ってきたホウレンソウ

を使って家庭で調理して赤ん坊に食べさせるということもあるが，新鮮だと考えているホウレンソウもときには相当の期間貯蔵されたものかもしれないということだ。そしてこのような場合にも，温度と湿度によって微生物が活性化し硝酸塩を亜硝酸塩に還元していることがある。このメカニズムにより十分な量の亜硝酸塩を葉に生成することが可能であり，2000mg NO_2^-/kg以上という値も報告されている（Hölscher and Natzschka, 1964; Filer et al., 1970; Hunt and Turner, 1994）。

ホウレンソウによるメトヘモグロビン血症の発生を防ぐには，乳児用の食品を調製するときにはニンジンスープの場合と同じ衛生上のルールに従うべきである。また，もしもホウレンソウの新鮮さに疑いがある場合は使わないことを勧める。

5.2. 野菜を含む市販ベビー食品

付録2の表2.4に挙げたように，市販のベビー食品の小さな瓶にも高濃度の硝酸塩が含まれていることがある。これらを使用する際に衛生上のルールに従わないと，論理的にはこれも食品に起因する乳児メトヘモグロビン血症の原因になり得る（Lindquist and Söderhjelm, 1975; Dusdieker et al., 1994）。現実には，この原則は適切に適用されているようである。したがって1970年にアメリカ小児学会の栄養部会は，「過去20年間にアメリカとカナダで3億5000万個の缶詰ホウレンソウとビートが市販されてきたが，それが原因になると証明できるメトヘモグロビン血症の発生はなかった」という声明を出すことに部会として賛成したのである（Filer et al., 1970）。これ以後も，野菜を含む瓶入りベビー食品を消費することに伴うメトヘモグロビン血症の症例は報告されていない。

(5) 腸炎に起因する症例の検討

ここ20～30年でしだいに明らかになったことに、メトヘモグロビン血症は乳児の腸炎の合併症ではないかということがある (Hanekamp, 1998)。メカニズムの詳細に関してはまだ解明されていないが、原因はおそらく腸炎の発症による一酸化窒素 (NO) の過剰な体内生成である。アベリーは、実際にこれまで硝酸塩が含まれる水を飲んで発症したとされている事例の多くは、幼い患者がかかった腸炎に起因するものであったかもしれないと問題提起している (Avery, 1999)。

医学雑誌に初めて記載された事例は、ストークビスの報告のようである。彼は感染性腸炎によって慢性的な下痢をしている成人のメトヘモグロビン血症患者について報告している (Stokvis, 1902)。その後、ボイコットはネズミで下痢を伴う感染症がメトヘモグロビン血症を引きおこすことを報告した (Boycott, 1911)。このような初期の観察報告は、その後追究されることがなかったようである。この腸炎が原因の乳児メトヘモグロビン血症についての最初の詳細な記述は、ファンドレらによってなされた (Fandre et al., 1962)。この後、多くの事例が集積していった。ヨーロッパ経済機構委員会 (ECETOC) およびベックマンとブライソンはそれぞれ75と90の事例をリストにしている (ECETOC, 1988; Bøckman and Bryson, 1989)。その後もさらに多くの報告がある。

ハゲシュとシローは、急性の下痢にかかった58人の乳児を調査し、この種のメトヘモグロビン血症の可能性を報告した (Hegesh and Shiloah, 1982)。彼らは患者の急性下痢，高濃度の血漿中の硝酸塩濃度と高くなったメトヘモグロビン水準の関連に注目した。急性下痢患者は摂取した硝酸塩の量の10倍もの硝酸塩を毎日排せつした。下痢が激しいほど血漿中硝酸塩濃度は高く，またメトヘモグロビン濃度も高かった。

　この著者らが明確に述べたように，これら乳児のメトヘモグロビン濃度の上昇は血漿中の高い硝酸塩濃度によるものではない。彼らの報告は，人による一酸化窒素の生成の発見（第3章2，35ページ）以前のものであった。今われわれは感染性腸炎がL-アルギニンの酸化段階を活性化し，その結果として亜硝酸塩と硝酸塩の両方の体内生成を増加させることを知っている。この一酸化窒素と亜硝酸塩の生成量の増加が，とくにメトヘモグロビン還元酵素あるいはNADH-シトクロムb5還元酵素の活性度が低い乳児では，メトヘモグロビン血症の直接の原因となっているようなのである。

　このような状況は必ずしも珍しいものではない。軽度な症例は一時的なため診断で見逃しているかもしれない（Bricker et al., 1983）。ポラックらはハゲシュとシローが行なった臨床的調査と同様の調査を広範囲に行なった（Pollack and Pollack, 1994; Hegesh and Shiloah, 1982）。彼らは，吐き気がないのに少なくとも24時間以上下痢が続いて小児科緊急病院に入院した生後6か月以下の乳児43名のメトヘモグロビン水準を調べた。このような下痢をした乳児の64％はメトヘモグロビン水準は1.5％以上であり，この水準は，著者が正常な上限を超えていると考えたものである。乳児の31％ではチアノーゼが見られた。メトヘモグロビン濃度の

平均値と最高値はそれぞれ10.5％と45％であった。さらにハヌコグルーらは彼らの小児科で，激しい下痢とアシドーシスを発症した生後3か月以下の乳児の約3分の1は，ある程度のメトヘモグロビン血症（吸光光度法で確認）にかかっていたと推定するとしている（Hanukoglu et al., 1983）。彼らの症例ではメトヘモグロビン発生程度は4〜15％の範囲であった。

この種類の症例の大部分は腸炎に関連している。しかしメトヘモグロビン血症を引きおこすのは腸炎よりも下痢のようである。この結論はビルトとフォーゲルやマレーとクリスティーの報告から得られたものであるが，彼らは，乳児が食事のダイズや牛乳のタンパク質に耐性がないために下痢にかかった7症例で一時的なメトヘモグロビン血症を観察した（Wirth and Vogel, 1988; Murray and Christie, 1993）。

下痢そのものがメトヘモグロビン血症を引きおこすという発見にはクノーベロックとアンダーソンらが挑戦した（Knobeloch et al., 2000; Knobeloch and Anderson, 2001）。彼らは，メトヘモグロビン血症を伴う下痢について症例報告を発表している医者たちが，アニリンやいろいろな薬品，亜硝酸塩あるいはニトロベンゼン，およびその他記録されていないような薬品を投与したことがメトヘモグロビン血症の真の原因となっていることを見過ごしてきたのではと推測した。しかし，彼らはその推測を支持する症例報告についてのデータや文献を示していないうえ，腸炎が一酸化窒素から亜硝酸塩への体内生成量を著しく増加させるという証拠は，今では広範囲に得られている。さらに入院中に，メトヘモグロビン血症と下痢が再発した患者の事例の観察（May, 1985）で

は，有害薬品を調査したが発見されなかった（Bricker et al., 1983; Seeler, 1983）。これらから，クノーベロックとアンダーソンらの憶測は支持されない。この点についてはアベリーもまた同様に結論している（Avery, 2001）。

要約すると，食品に起因するメトヘモグロビン血症も，腸炎によるメトヘモグロビン血症も，ともに亜硝酸塩によるものであり，硝酸塩によるものではない。前者の場合，亜硝酸塩は直接哺乳瓶から入る。後者の場合には亜硝酸塩は体内で生成され，小腸の感染と，その結果としての下痢が，一酸化窒素の生成を増加させ（第3章），亜硝酸塩の合成を増加させるためである。

メトヘモグロビン血症が乳児の下痢の合併症かもしれないという最近の観察は，古い症例の解釈を不適当なものとしている。記述された症例について外部由来と体内由来の亜硝酸塩それぞれの寄与度を事後に明らかにすることは，情報が不足しているため困難である。将来メトヘモグロビン血症の新しい症例を記載する場合には，臨床の詳細な記録として，幼い患者の消化状況とともに水の供給，食事の調製法，食事の化学的および微生物学的分析，および精細な病気の経過を正確に加えておくことが望ましい。

(6) 井戸水に起因する症例の検討

これまでのような背景をもって，この節の主題である「井戸水に起因するメトヘモグロビン血症」が本当は何に起因するのかという問題に進もう。

◆最初の報告と仮説

この問題についての最初の報告はコムリーによるものであり，彼は生後約1か月の2人の乳児が多量の硝酸塩を含む井戸水を摂取

> 5.3. 井戸水に起因する乳児のメトヘモグロビン血症の事例に関連した井戸について
>
> 井戸水に起因するメトヘモグロビン血症の事例を最初に報告したのはコムリーであるが，彼は水について次のように記載している（Comly, 1945）。
>
> 「水はきわめて望ましからぬ井戸から得られていた。多くの場合，井戸は古く，ドリルを使わずに掘ったもので，ケーシングが不適切かあるいはまったくなく，ふたも不完全であり，地表流水，家畜ふん尿やその他の排除すべきものが自由に入ることができた。乳児でチアノーゼが発生したすべての場合で，井戸は家畜小屋や素掘り便所の近くにあった。」
>
> この記述は，ルーマニアでの事例で関連した井戸についてのアイェーボらの次の記述と類似している。ここでは今でもこの種のメトヘモグロビン血症が見られる数少ない場所である（Ayebo et al., 1997）。
>
> 「典型的な井戸は深さ8m未満（ときには深さ3～4m）の掘り井戸であり，ケーシングはなく，地上部には保護カバーもない。井戸の内部で藻類が繁茂していることがふつうに見られ，多くの井戸は人が往来するところや家畜舎の近くにあった。硝酸塩汚染は肥料や家畜ふん尿の農業利用からも発生し得るが，この調査で見られた井戸水の，もっとも重要な硝酸塩の起源は，その他の人間と家畜の廃せつ物であった。井戸のつくり方，井戸を掘る場所と総合的な衛生状態が，劣悪なその水質と高濃度の硝酸塩の第一の原因である。家庭の洗濯や食器洗いは解放的な浅い井戸の周りで行なわれていた。訪問した家庭で乳児の哺乳用に使われていた井戸水のほとんどで，その硝酸塩濃度は，現場で比色試験紙で測定したところ250mg/Lを超えていた。」

したあとで発症したチアノーゼについて記述した（Comly, 1945）。その後数十年間に同様な報告が続いた。

この兆候はすべてニンジンスープの場合と類似していた。井戸水を使って調製した粉ミルクの哺乳瓶は，通常ある期間（平均して1～3週間）まったく安全に使われていた（Rosenfield and Huston, 1950）が，乳児が哺乳後に突然チアノーゼになった（NRC, 1972）。

問題の井戸は高濃度の硝酸塩を含むばかりでなく，その構造や位置が衛生上の原則に反しており，飲料水として適切な水質ではなかった。この点はそれらについての記述から明らかである（カコミ5.3）。

コムリーはその論文の要旨において，このような井戸水は「多量の硝酸塩化合物を含んでおり，摂取すると微生物の作用により亜硝酸塩に変化する。亜硝酸イオンは吸収され，ヘモグロビンをメトヘモグロビンに酸化する」ことを留意している。この提案はすぐに広範囲に受け入れられた。ではこれが観察に本当に対応しているかを見てみよう。

◆消化器官で硝酸塩が亜硝酸塩に変わるか？

コムリーの提起に従って，井戸水に起因するメトヘモグロビン血症の原因は「乳児の胃の酸度が低いため，胃腸上部で硝酸還元微生物が繁殖し，摂取した硝酸塩が亜硝酸塩に還元されてしまう」（WHO, 1985, p.49）ことにあると，現在一般に想定されている。

しかし実際にはこの想定はこれまでに発表されている論文の観察に合致しない。口中で唾液中硝酸塩が亜硝酸塩に還元されるの

は，幼い乳児では無視できる量である（Eisenbrand et al., 1980）。これは第3章4（45ページ）で論議したように成人での過程と著しく違っている。

文献には，乳児が摂取した全硝酸塩の最高80％が小腸で亜硝酸塩に還元されるという記述がある（たとえばSpeijers, 1995）。しかしこれはフォン・ボードの論文（von Bodó, 1955; Winton et al., 1971を参照）を引用したものである。彼はさまざまな菌株の大腸菌を使って肉汁培地で37℃，16時間静置でどれだけの亜硝酸塩が生成するかを測定し，最高80％の変換率を得た。この器具内での実験の目的は腸内細菌がどこまで変換することができるかを実証しようとするものであった。この結果は，硝酸塩の体内への吸収が迅速な人間や動物の生体内での変換の測定には用いるべきではない。

さらにまた，乳児は胃の酸度が低いという記述にも疑問がある。多くの成人の胃液は空腹時にはpH1～3である。そのため胃にはほとんど微生物が生息していない。新生児の胃は中性かアルカリ性（pH7またはそれ以上）にまでなっていることは事実である。しかしこの状況は数時間しか続かない。胃の酸性度は，第3章5（49ページ）で論議したように，その後急速に成人の水準になるのである。したがって幼い乳児であっても，胃の条件は微生物が生長しやすいものではない。

著者によっては，胃腸の障害によって胃液のpHが上昇するかもしれないと考えている。こうなれば硝酸塩還元性微生物が生長し，亜硝酸塩の生成量が増加するかもしれない（Bruning-Fann and Kaneene, 1993）。彼らの意見の大部分は，古い報告

(Marriott et al., 1933) に基礎をおいている。この報告では健康な成人の胃液のpHは3.7, 細菌性下痢にかかった人の胃液で3.0であった。しかし「非特異性下痢」と分類された第3グループの胃液の平均pHは5.7であった。このグループは重症の乳児であり, しばしば栄養不足で, 鼻, 耳, 喉にひどい感染が認められていた。これは抗生物質の時代の前であり, 死亡率も高く, 病状の進行はしばしばきびしいものであった。この古い報告は現在の診断基準から見ると不正確であり, 下痢が乳児の胃液の酸度に及ぼす影響を解明するには実際, 役に立つものではない。

胃と対比的に大腸には硝酸塩を還元できる微生物が含まれている (von Bodó, 1955; Winton et al., 1971を参照)。しかし結腸瘻造設術を受けた乳児を含む患者についての調査 (Cornblath and Hartmann, 1948) によると, 小腸を通過したあとで大腸に到達する硝酸塩の量は無視できる程度であった。この点については第3章3 (41ページ) で論議した。

結論として, 井戸水に起因するメトヘモグロビン血症の原因として哺乳瓶中の硝酸塩が消化器官に移ってから亜硝酸塩に還元されるというのは合理的ではないように思われる。腸炎に起因したのでなければ, ニンジンスープの場合と同様に, 哺乳瓶中で硝酸塩が亜硝酸塩に還元されたことに起因するというほうが, よりもっともらしい。不潔な状態にある井戸が微生物の発生源となり, ミルクが微生物繁殖の基質となっていたのであろう。

◆地理的, 時代的な分布のかたより

この状態はもともとほかの原因によるメトヘモグロビン血症と

区別するために,「井戸水に起因するメトヘモグロビン血症」として知られていた。この名称は実際,発生原因を特定するのに必須な要因を指し示している。

最初の報告はアメリカ合衆国アイオワ州からのものである(Comly, 1945)。その後,合衆国,カナダ,オーストラリア,および多くのヨーロッパ諸国(チェコスロバキア,ドイツ,ベルギー,フランス,ハンガリー)からの報告が集積した。1962年には,これらの国から1060症例が報告されている(Sattelmacher, 1962)。WHOはその時点で1945年以降に2000症例が世界の医学文献に報告されていると述べている(WHO, 1985)。ただしこの数字はきわめて概算的なものと考えるべきである。

1. チアノーゼは中程度で一時的なものであり,観察されないことがあり得る。したがって事例が見逃されてしまう可能性がある。さらにすべての症例が報告されたとは限らない。ほとんどの国では保健機関に報告するのは義務でない状態にある。
2. 一方,報告された症例の診断も誤っていたり,不完全なものである可能性もある。次に述べる点のひとつないしそれ以上について,適用される乳児メトヘモグロビン血症の症例は,疑わしいものである。
   ・メトヘモグロビン濃度の定量的検査をしておらず,臨床的診断のみの場合
   ・測定されたメトヘモグロビン濃度が10%以下である臨床的診断
   ・同時に急性の下痢を伴っている事例

このような場合，乳児は本当にはメトヘモグロビン血症でなかったか，あるいは水ではなくほかの原因によるメトヘモグロビン血症にかかっていたのかもしれない。

大戦後のこの時期から数十年が経過した。今と昔とでは状況に画期的なちがいがある。井戸水中の硝酸塩によるとされる乳児メトヘモグロビン血症は，アメリカ合衆国および西ヨーロッパ諸国ではまったく見られなくなっているが，この症例はルーマニアのほか，アルバニア，ハンガリーやスロバキアでは発生している（WHO, 2001）。

イギリスでは，アチソンによると過去13年（1972～1985年）に食事に起因するメトヘモグロビン血症は報告されていない（Acheson, 1985; ECETOC, 1988）。

ドイツのマインツ地方では過去25年（1961～1986年）に，井戸水には最高400mg NO_3^-/Lも含有されていたのに乳児メトヘモグロビン血症の発症は報告されていない（Borneff, 1986）。

フランスではズミローらが1989～1992年の間の回顧的調査を行なった（Zmirou et al., 1993, 1994）。公共飲料水供給では硝酸塩規制値の50mg/Lを超えていた894の地方自治体の1歳以下の乳児の数は9500人であったが，その中で一人も水に起因するメトヘモグロビン血症の発生は見られなかった。ただ1例だけ証明されたメトヘモグロビン血症も，偶発的なものであった。すなわちこの生後5か月の乳児は，公共飲料水中の硝酸塩濃度が，現在の規制値に合致して50mg/L以下である自治体の近隣に住んでいた。粉ミルクと水から調製した人工乳を飲んだあとでメトヘモグロビン血症が発症し，メトヘモグロビン濃度は42％にも到達していた。こ

のメトヘモグロビン血症は食事に起因するものとみなされたが、この診断には疑問がある。調査者が送った質問状には、問題の子どもが同時に下痢をしていなかったかの情報を聞くことを省略していたからである。

アメリカ合衆国では、急性下痢に伴うメトヘモグロビン血症がときおり報告されている（たとえばKay et al., 1990; Lebby et al., 1993; Gebara and Goetting, 1994; Jolly et al., 1995）。しかし1986〜1996年の間にただ4例が井戸水に関連していた（Fan and Steinberg, 1996）。このうち3事例では、乳児は同時に下痢をしていた（Johnson et al., 1987; Johnson and Bonrud, 1988; Knobeloch et al., 1993）。1例では井戸水に高濃度の銅が含有されており、これがこの事件に寄与していたことが報告されている（Knobeloch et al., 1993）。最近発生した2例では私設井戸が使われており、硝酸塩濃度はそれぞれ101および121mg NO_3^-/L（22.9および27.4mg NO_3-N/L）であった（Knobeloch et al., 2000）。この両者間の関連が提起されたのは研究者間の手紙交換であり、のちに出版された（Avery, 2001; Knobeloch and Anderson, 2001）。1事例では下痢があったこと、さらにそのほかの混乱させる要因があり、もう一方の事例では、メトヘモグロビン血症の診断が不確かであった。したがってクノーベロックらの報告からは、確定的な結論は引き出すことができないのである。

このように疫学的データには明白な欠点があるにもかかわらず、次の諸点は明白である。

・乳児におけるメトヘモグロビン血症の発生は、アメリカ合衆国において過去20〜30年の間に大きく減少した。

・症例数はきわめて少ないが，それはすべて私設井戸の水を使用したことと関連するものであった。

東ヨーロッパの状況は合衆国や西ヨーロッパの状況と著しく異なっている。

ポーランドでは，1979〜1992年の間にクラコウ地域で乳児メトヘモグロビン血症が216例発生した。これらの症例では乳児に「悪い水」と，ニンジンスープを飲ませたことに起因していた（Lutynski et al., 1996）。

ハンガリーでは，1975〜1977年の間に同国の東部にある4地域でメトヘモグロビン血症が190例報告された。関係する井戸の多数は微生物により著しく汚染されていた（Takács et al., 1978）。1976〜1997年の間には全国的に1776例の井戸水の使用に関連したメトヘモグロビン血症が報告された。1970年代後期から発生例の激減は顕著であり，1991年以降において死亡例はない（図5.3）。1988〜1998年の間には年間0ないし2例のメトヘモグロビン血症がニンジンスープやほかの野菜スープに起因していた。1996年におこった調理をしたニンジンを食べたことによる1症例は命に関わるものであった。食物は室温で放置されており，基本的な衛生上のルールが守られていなかった（G. Ungvary, Budapest, 1998; 私信による）。

ルーマニアでは，この病気が比較的頻繁におこる状態のままである。1985〜1996年の間に，井戸水の使用に関連して2913例の乳児メトヘモグロビン血症が記録されており，このうち102例では乳児が死亡した。1990〜1993年の間には954事例が記録され，う

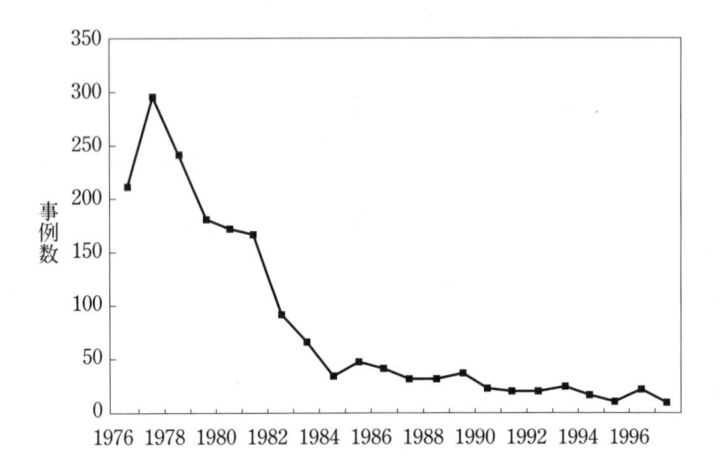

図5.3 ハンガリーで1976～1997年の間におきた，井戸水起因のメトヘモグロビン血症として報告された症例

このうちの28例が致命的（1976～1981年の間で20例；1982～1986年の間には2例；1987～1991年の間には6例；1992～1997年の間はゼロ）（Csanady and Straub, 1995; G. Ungvary, Budapest, 私信）

ち37例が死亡した（WHO, 2001）。この乳児の20%が下痢をしており，この数字には，食事とともに腸炎に起因するメトヘモグロビン血症が含まれているようである。乳児に飲まされた飲料水源として調査された704の井戸のうち，83.7%は微生物に汚染されていた（WHO, 2001）。トランシルバニア地域にある関連した井戸がきわめて不衛生な特性をもっていたことはアェーボらが記述している（Ayebo et al., 1997）。詳細はカコミ5.3（82ページ）に引用した。

◆供給飲料水の性質

水の供給についてのデータが揃っているほぼすべての事例が井戸水の利用に関連したものであった。すなわちイギリスでは,「ブルーベビー症候群」は主要供給源からの水道水によっておきたものは1例もなかった (Addiscott, 1996)。ほかの地域ではきわめてまれに公共水道水に起因したとする報告があるが, この関連については疑わしいと見るべきである。ビジルらはコロラド州の生後4週目の乳児での1例を報告しており (Vigil et al., 1965), 63mg NO_3^-/Lを含有する水道水を飲んだあと, メトヘモグロビン血症の兆候を示したが, 臨床的には疑わしいものの確認はされていない。この乳児は下痢をしており, 真の原因は明らかでない。さらにバージャーら, 次いでオーサネールらは, フランスでの公共飲料水に起因する乳児メトヘモグロビン血症の症例をいくつか報告した (Verger et al., 1996; Aussannaire et al., 1968)。水中の硝酸塩濃度はとくに高いことはなく, 24〜40mg NO_3^-/Lであった。13人の乳児中10人は下痢をしていたことから, 食事との関連には議論の余地がある。フランスで水道水中の硝酸塩によるとされるメトヘモグロビン血症のもっとも最近の症例は, ズミローらによって記述された (Zmirou et al., 1993) 生後5か月の乳児のものである。その水道水の硝酸塩濃度は50mg NO_3^-/L以下であったが, メトヘモグロビン濃度は42%にも達していた。しかしこのデータは不確かな面が多々あり, 評価をするには貧弱なものである (第5章1 (6), 81ページ)。

最後にハンガリーでは, 1976〜1997年の間には乳児のメトヘモグロビン血症の1776症例が井戸水の使用によるものだったが, 公

共水道水に関連した症例は1例もなかった（Csanady and Straub, 1995; G. Ungvary, Budapest, 1998の私信）。

これにより微生物汚染がコントロールされている公共飲料水は，乳児メトヘモグロビン血症に関して安全であると結論される。しかし衛生上の原則に反する井戸水では，発症のリスクがある（カコミ5.3，82ページ）。

発症を体内の微生物と関連づけるには限られた時間内に硝酸塩を亜硝酸塩へ発症するほどの量，還元させなければならず，そのためには相当量の摂取が必要だということであり，この点についてはニンジンスープに起因するメトヘモグロビン血症を議論した第5章1（3）（71ページ）にも触れている。今日，ほとんどのヨーロッパ人は水質管理され，微生物のいない公共飲料水の供給を受けている。EC委員会指令（EU, 1980）は，「飲料水は20℃において菌数が100個/mL以下でなければならない」と規制している。微生物が，哺乳瓶中で硝酸塩を亜硝酸塩に還元し，亜硝酸塩が検出されるようになるには，少なくとも$10^5 \sim 10^7$個/mLにまで増殖しなければならない（Knotek and Schmidt, 1960, 1964; Gounelle de Pontanel et al., 1971; L'hirondel et al., 1971）。滅菌状態の全クリームミルクが37℃でこの状態にまでなるには，12時間が必要であった（Knotek and Schmidt, 1960）。室温，たとえば16℃では牛乳中の微生物数は3〜4時間で2倍になり（Veisseyre, 1975），亜硝酸塩が検出されるまでには24〜48時間かかると予想される。このような微生物学的なデータから，なぜ硝酸塩含量に関係なく，水道水に起因する納得のいくメトヘモグロビン血症の事例はないかということが説明される（ただし腸炎に起因するメトヘモグロビン

血症は除外する)。

　私設井戸の水であっても,その井戸の場所や構造などが衛生基準を満たすものであれば安全である。しかし両親がその井戸水の性質や安全性に疑いをもつのであれば,微生物の濃度や井戸の構造をチェックして,正常だとわかるまでは瓶詰めの水を使用するべきである。

　ヒルはアメリカ合衆国や西ヨーロッパ諸国の水に起因するメトヘモグロビン血症がなくなったことを,水中の硝酸塩の制御によると述べている (Hill, 1999)。しかし証拠は別の原因を指し示している。すなわち改善された田園地区の経済や教育の状況,また井戸を掘る技術が改良され,ドリルが使用されるようになったことによって,コムリーが述べた家庭用水源として「きわめて望ましからぬ」(Comly, 1945) 井戸が除外されたことが原因なのである。

◆水中硝酸塩含量との因果関係

　飲料水による最初の症例について記した記述でコムリーは,「症状のひどさは,硝酸塩の現存量とほぼパラレルである」と述べている (Comly, 1945)。しかしこの点はその後の研究者の経験とちがっていた。すなわち,ドナヒューは井戸水の硝酸塩水準と,それを飲んだ乳児のメトヘモグロビン水準には明白な関係はなかったと述べ,次のように記載している (Donahoe, 1949)。「なぜ少数の乳児でしかチアノーゼが発症しないのか,なぜ (症例に起因した) 水の硝酸塩含量がこれほど大幅に変動するのか,そしてなぜ乳児にチアノーゼを引きおこした原因となった硝酸塩濃度が,

必ずしも最高濃度の水ではなかったかを説明するのは困難である。」

コーンブラスとハートマンはコムリーの仮説をきわめて非倫理的な実験で試験した（Cornblath and Hartman, 1948）。彼らは小児病棟にいる乳児に対して、硝酸塩濃度を1000mg NO_3^-/Lに高めた以外、正常値内の水質の「人工的井戸水」でつくった食事を与えたところ、メトヘモグロビン水準には臨床的には現われない程度の増加を認めたが、メトヘモグロビン血症は観察されなかった。食事の調製に使う水の硝酸塩濃度について、悪影響が非観察水準（NOAEL）を140mg NO_3^--N/L（620mg NO_3^-/L）としたのは、彼らの実験結果にもとづいたものである（EPA, 1990, p.VI-2）。

グリュナーとテプリッツは、食品の調理に使う水を低硝酸塩濃度（15mg NO_3^-/L）のものから高硝酸塩濃度（108mg NO_3^-/L）のものに切り替えて小児病棟の乳児に与えたときのメトヘモグロビン水準を測定した（Gruener and Toeplitz, 1975）。平均メトヘモグロビン水準は、切り替え時に0.89％から1.30％に上昇した。しかしこの結果は曖昧であり、そのレベルは上昇と低下の両方が認められたのである。メトヘモグロビン血症については、臨床的な兆候は認められなかった。

さらにアメリカ公衆保健協会水供給委員会は、国内での乳児メトヘモグロビン血症の発症と水供給の関係の観点を調査した（APHA, 1949〜1950）。この報告については第6章1（2）（135ページ）においてさらに詳細に論議するが、彼らは供給水中の硝酸塩含量とメトヘモグロビン血症症例の発生の間における相関関係は低いことを認め、次のように記述している。

「高濃度の硝酸塩を含有する水は，報告されたメトヘモグロビン血症の症例よりもずっと一般的に広範囲に分布している」。さらに，「多数の田園地帯，とくに合衆国北中部地域の井戸の水には，硝酸態窒素として50ppm（225mg NO_3^-/L）以上を含有しているのにメトヘモグロビン血症の発症報告はない。なかには，硝酸態窒素を最高500ppm*（2250mg NO_3^-/L）も含有する水もあるのにかかわらずである。」

乳児メトヘモグロビン血症について注目するべきことのひとつは，硝酸塩が高濃度に含まれる水や私設井戸の水が広範囲に使われ続けていたにもかかわらず1950年代後半からアメリカ合衆国や西ヨーロッパ諸国において消滅したことである。合衆国では1980年代後半には水質基準の10mg NO_3^--N/L（44.3mg NO_3^-/L）を超える水を飲んでいた乳児は6万6000人もいた（Avery, 1999）。クノーベロックらは同様な推定を1994年について行ない，生後6か月以内の乳児4万人が硝酸塩基準を超えている私設井戸の水を利用する家庭に住んでいると推定した（Knobeloch et al., 2000）。ニューヨーク州北部の田園地域では1995〜1996年に15.7％の井戸水が，この基準を超過していた（Gelberg et al., 1999）。コムリーの出身州であるアイオワ州では，1988〜1989年に13万人の田園地帯居住者がこの基準以上の水を使っており，これは私設飲料水井戸の18.3％に相当した。カンザス州およびネブラスカ州の状況も同様であった（Kross et al., 1993）。にもかかわらず，乳児メトヘモ

＊　ppmは1kg中のmgを意味するが，1L中のmgも同じに用いている。NO_3^-とNO_3-Nのちがいについては付録1を参照。

グロビン血症の事例は発生していないようなのである。

　状況はEUにおいても同様である。1970年代後半から1980年代後半にかけて，100万人の西ヨーロッパ人が乳児メトヘモグロビン血症を防止するために設定された規制値50mg NO_3^-/L（ECETOC, 1988, 付記Ⅱ; Walker 1990; WHO, 1993b）を超える水を飲んでいた。しかし症例はほとんど発生していない。報告されているメトヘモグロビン血症は腸炎に起因したものと思われる。またイギリスにおいては，1976年の干ばつ時に300万人以上にこの規制値を超える水が配水されたが，新しい発症はなかった（Cottrell, 1987）。現在，EUの農耕地地下水の約22%が硝酸塩濃度50mg NO_3^-/Lを超え憂慮される状況と見られている（McKenna, 1998）。しかしこれが乳児の健康問題の原因となっていると実証するのに役立つようなメトヘモグロビン血症の症例報告はないのである。

◆問題は衛生的観点の有無

　飲料水中の硝酸塩含量とメトヘモグロビン血症の症例との間の相関が低いのとは対照的に，一般的に非衛生的な井戸の状態との間には密接な関係が認められる。カコミ5.3（82ページ）に，その生々しい報告が引用されている。非衛生的な井戸とメトヘモグロビン血症との密接な関係については，ボッシュらが統計的に支持している（Bosch et al., 1950）。彼らはミネソタ州において発生した乳児メトヘモグロビン血症の139症例を総括した。これらの症例のうち，125件は掘った井戸，4件はドリル井戸であり，8個の井戸は，2ないしそれ以上の症例に関連していた。これらの129

井戸について彼らは，次のように報告している。

「これらの井戸のうち，ミネソタ州保健局の基準を満たす場所と構築法のものはなかった。保健局の基準によると，井戸はすべての汚染源（たとえば家畜小屋，便所など）から少なくとも50フィート（15.3m）以上離してつくるように規制している。また井戸には耐水性のケーシングを，地面の下に少なくとも10フィート（3m），上に2フィート（0.6m）設置するべきである。井戸をカバーするためにその外被から四方に，少なくとも2フィート（0.6m）の強化コンクリートの床を設置しなければならない。ポンプの基部およびポンプのスタッフィングボックス頭部の気密シールについても規制されている。穴を掘る井戸は，承認されていない。

129の井戸のうち34件は満足すべき場所にあったが，ドリル井戸の4件はすべて十分な場所に掘られていなかった。家畜汚染源（牛小屋，豚小屋など）から50フィート（15.3m）以内にあった井戸が計70，人間の汚染源（便所または汚水だめ）から50フィート（15.3m）以内の井戸が13あった。12の井戸については，データが得られていない。」

（7）飲料水中の硝酸塩が原因とはいえない

これまでの内容を要約すると，
・小腸の条件は乳児でも成人でも，微生物が硝酸塩を亜硝酸塩に変換するのに適したものではない。
・乳児メトヘモグロビン血症は1960年代以降，多くの硝酸塩濃度が高い井戸が今でも使われているにもかかわらず，アメリ

カ合衆国とEUでは見られなくなった。
・この症例と飲料水中硝酸塩含量の間における相関は低い。
・公共の水道水は安全であり、この水でメトヘモグロビン血症が発症することはない。
・合衆国とEUの昔の症例は、場所や構築法が衛生上の基準を満たしていない井戸に関連したものであった。
・この症例は東ヨーロッパで依然として発生しているが、これもまた不潔な井戸に関連している。

以上から、われわれはコムリーの仮定、井戸水に起因する乳児メトヘモグロビン血症が飲料水中の硝酸塩によるものであり、この硝酸塩が乳児の小腸で微生物により亜硝酸塩に還元されるということが正しくないと結論できる。仮定は観察と一致しない。硝酸塩は有機性廃棄物の分解産物であり、ほとんどの汚れた水中に存在する。したがって、このような水に起因したメトヘモグロビン血症の症例が、硝酸塩の存在と関連があるように見えるのは当然である。しかし硝酸塩が高濃度な水は、不潔なものでないかぎり、その後もずっと問題なく使われ続けており、乳児メトヘモグロビン血症の真の原因はきわめて汚れた井戸に特徴的な何かほかの要因にちがいない。微生物が第一の嫌疑者である。微生物はニンジンスープの場合と同様の過程で作用したのかもしれず、あるいは下痢を引きおこすことによって原因となったのかもしれない。

ある症例では、汚染した水を使用の前に煮沸していた (Chapin, 1947; Ewing and Mayon-White, 1951; Ayebo et al., 1997)、あるい

は水中には小腸中微生物（大腸菌類）はそれほど多くは含まれていなかったと記載されていた〔たとえばBosch et al., 1950の報告によると症例の11%〕。しかしミルクの調製と保存についての詳細はあまり記載されておらず，このような症例で原因となった要因として微生物の関与を除外することはできない。どの症例にも汚染された水にほかの要因が存在し，それが原因となった可能性については議論の余地が残されている。

　幼い乳児のメトヘモグロビン血症は命を落とす可能性もあり，両親や子どもにとって悲惨な経験である。しかし，微生物的な質ではなく，水中の硝酸塩に注目して乳児メトヘモグロビン血症を防ごうとする努力は的はずれであり，真の原因と問題の規模を考慮に入れていないものである。

　乳児メトヘモグロビン血症のリスク，さらに急性の感染性下痢のリスクを避けるためには，衛生上の原則を遵守するべきである。すなわち，

・食事とその調製に使う水は飲用の水でなければならない。私設井戸を飲用に使う場合には，その存在する場所や構築法とともに，その衛生状態を監視しなければならない。水質が疑わしい井戸や監視されていない井戸の水は避けるべきである。
・水質に疑いがある場合には瓶詰めの水を使うべきである。
・哺乳瓶とその乳首は十分にきれいなものでなければならず，数分間殺菌することが望ましい。
・スープなどの乳児用の野菜調製品を家庭でつくる場合は，新鮮な材料のみを使うべきである。ミキサーは使う前に，以前

につくったときの残さや微生物がないようにきれいにし，熱湯処理をすべきである。
・最後にとくに重要なことは，乳児にはつくりたての哺乳食を与え，容器詰め乳児食では新しく開けたものを与えること。哺乳瓶食や容器詰め食を保存する場合は冷蔵庫で24時間以内のものを与えるべきである。哺乳瓶の中身や開けた容器詰め食品を室温で6時間以上放置したものは廃棄するべきである。

水中の硝酸塩含量を抑制してメトヘモグロビン血症を防ごうとする現在の規制については第6章1（127ページ）で論議する。

2　成人のガンのリスク

(1) *N*–ニトロソアミン類*と発ガン性

ニトロソ化反応，すなわち亜硝酸塩とアミン類などの有機物質とからニトロソアミン類を生成する反応については，1850年代から研究がある。有機化学のこの大きく複雑な分野（Williams, 1988）は，ジメチルニトロソアミン〔$(CH_3)_2N\text{-}NO$〕がネズミに対し発ガン性をもつというマギーとバーンズの報告によって新しい方向が示された（Magee and Barnes, 1956）。この研究によって硝酸塩，

---

*　第2級アミン類（R-, R'-NH）のNにニトロソ基（-N=O）が結合した化合物を*N*–ニトロソ化合物と総称している。簡略して*N*–を省略することも多い。略号としてNOC，または複数としてNOCsが用いられる。

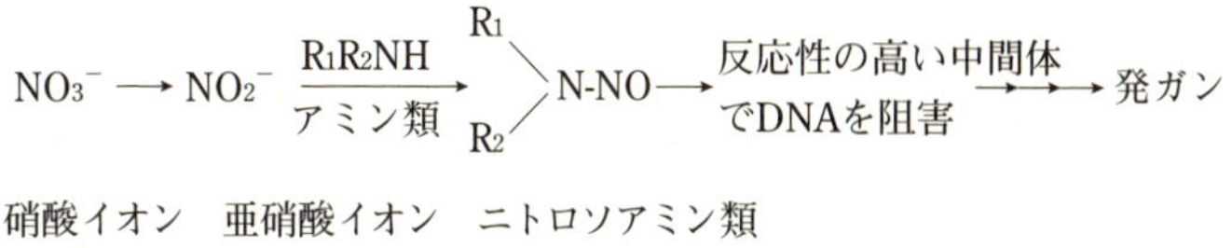

$$NO_3^- \longrightarrow NO_2^- \xrightarrow[\text{アミン類}]{R_1R_2NH} \begin{array}{c} R_1 \\ \diagdown \\ \diagup \\ R_2 \end{array} N\text{-}NO \longrightarrow \text{反応性の高い中間体でDNAを阻害} \longrightarrow \text{発ガン}$$

硝酸イオン　亜硝酸イオン　ニトロソアミン類

図5.4　硝酸塩から最終的に発ガンに至るかもしれない一連の反応
　ニトロソアミン類は、有機化合物N-ニトロソ化合物（NOCs）という大きなグループ中のサブグループである

亜硝酸塩やニトロソアミンと、ガンの関連性についての終わりのない論争が始まったのである。このニトロソ化反応を含むと見られる一連の流れを図5.4に示した。

　論争が表面化したのは1970年ころである。最初は肉の保蔵処理に硝酸塩や亜硝酸塩を使うことに焦点が集められ（Cassens, 1990）、ビールとベーコンの製造中にN-ニトロソ化合物が生成するのを減らすことに成功した。しかし口の中で唾液中に亜硝酸塩が生成することが再発見されて（第3章4、45ページ）、問題は食品と水中の硝酸塩に広がった。人間のガンの重要な原因が新たに発見され、その原因は制御できるかもしれないと考えられた（WHO, 1978; Hartman, 1982, 1983）。これをきっかけにして、さまざまな角度から広範な研究が開始され、ガンの発生を抑える方法が見つかるかもしれないと大きな希望がもたれた。その後タバコ製品にN-ニトロソ化合物が含まれることが発見され、今では誰もが知っている喫煙によるガンの危険性（Hecht and Hoffmann, 1989）が、この研究にさらに弾みを与えたのである。

```
                    NO₂⁻
                     │
                     │ H⁺
                     ▼
                   HNO₂ ─────────── ビタミンC
                     │              (アスコルビン酸)
                     ▼
                   N₂O₃
   アミンチオール類  ╱   ╲ 分解
   など           ╱     ╲
                ▼       ▼       ▼
         ニトロソ化合物   NO      NO
         R₁
           ＼N-NO
         R₂ ╱
         R-S-NOなど
```

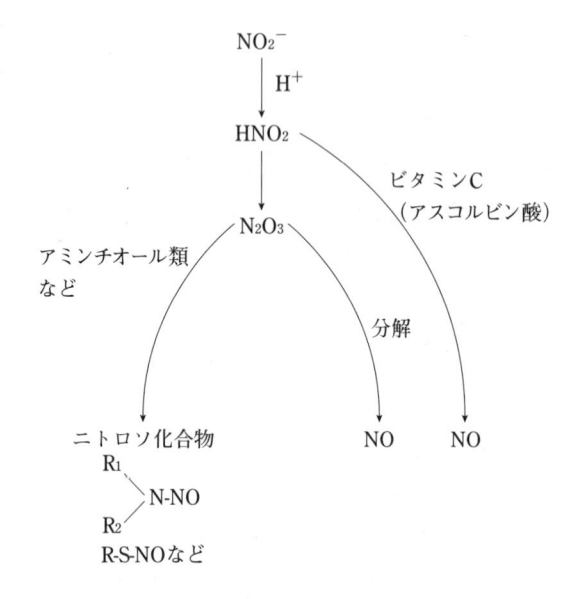

図5.5 酸性の胃中における亜硝酸塩の変化
(Sobala et al., 1989, 1991; McKnight et al., 1997a)

(2) *N*-ニトロソ化合物の体内生成

　食品（とくに野菜）と飲用水中に硝酸塩があること，その吸収と代謝については，第3章2～4（35ページ）で述べた。その起源が何であれ硝酸塩は血液中に移行し，唾液とともに分泌され，一部は口中の微生物によって亜硝酸塩に還元される。その亜硝酸塩は唾液とともに飲みこまれ，通常は酸性になっている胃に入る。亜硝酸塩は酸性条件ではたちまち分解して一酸化窒素になる。また亜硝酸塩はビタミンC（アスコルビン酸）と反応して，やはり

一酸化窒素になり，さらに食品や胃液中のさまざまな有機化合物と反応してニトロソ化合物になる（図5.5）。

5.4. 発ガン性のある N-ニトロソ化合物

アミン類とアミド類の一般的化学構造は，それぞれ R_1R_2NH と $R_1CO-N-R_2$ である。これは食品中や体内代謝物にも存在しており，したがって体内分泌物中にも存在する。これらが亜硝酸塩と反応すると，発ガン性のある N-ニトロソ化合物が生成することがある。

この化合物には大別してふたつのグループがある。

ニトロソアミド類

$$R_1-\underset{\underset{R_2}{|}}{\overset{\overset{O}{\|}}{C}}-N-NO$$

※ 構造: $R_1-C(=O)-N(R_2)-NO$

ニトロソアミン類

$$\underset{R_2}{\overset{R_1}{\diagdown}}N-NO$$

ニトロソアミド類は強酸性下で生成し，不安定で迅速に分解する。おもにそれらが生成された器官，たとえば胃に影響する。

ニトロソアミン類が不安定になり，反応性に富むようになるには，代謝的な活性化が必要である。DNAを損傷し，奇形化を引きおこし，ガンに導きうるのは，その不安定で反応性に富む形態である。すべてのニトロソアミン類とニトロソアミド類がガンを引きおこすわけではなく，たとえばニトロソプロリン（カコミ5.5，104ページ）に発ガン性はない。しかし発ガン性のあるニトロソ化合物は，実験した40種以上の動物に発ガン性があった（Janzowski and Eisenbrand, 1995）。

どこにガンが発生するかは，問題になるニトロソアミンと動物の種類に関係する。すなわち，ジメチルニトロソアミン〔$(CH_3)_2NNO$〕をエサに添加すると，ネズミでは腎臓と肝臓に，ハツカネズミでは肺と肝臓，ハムスターでは肝臓にそれぞれガンが発生した（Preussmann and Wiessler, 1987）。

ほとんどの反応生成物はふつう無害であり、ときには（第7章で述べる一酸化窒素のように）有益な場合すらあるが、潜在的に発ガン性のある*N*-ニトロソ化合物（一般的にNOCsと略称される）も、また生成される。この化合物は、pH3～4以下の酸性条件下の化学反応で生成される。したがって酸性である正常な胃（第3章5, 49ページと第7章1 (1), 154ページ）は、適切な「反応容器」となってしまう。反応はチオシアン酸塩（キャベツ類がもつ成分で、体内代謝物のひとつ）により触媒作用を受け、ビタミンC, E, ならびにある種の植物構成物質は、ニトロソ化反応物質と競合することでその阻害要因となる（図5.5）。ニトロソ化合物の生成は、より中性的な状態の胃でも、微生物の働きで生じることがある（Leach et al., 1987; Hill, 1991a, 1999）。

胃中におけるNOCsの生成は、「*N*-ニトロソプロリン試験法」

5.5. *N*-ニトロソプロリン試験法

プロリンはアミノ酸で、天然のタンパク質の一構成成分であり、したがって食品や体内代謝産物の中に存在する。酸性条件で亜硝酸塩と反応し*N*-ニトロソプロリン（NPRO）を生成するが、これに発ガン性はない（カコミ5.4で述べたように、ニトロソアミンのすべてが発ガン性なのではない）。生成した量は尿の分析で定量できる。

この*N*-ニトロソプロリンを用いる試験はもともと国際ガン研究機関によって開発された（Ohshima and Bartsch, 1981）。いくつかの修正法（Tannenbaum, 1987）があり、胃中でニトロソ化反応がおこることを立証するのに用いられている。しかしNPROは代謝産物であり、体内のほかの場所でも生成する。そのため、その胃内反応からの排出速度を、NOCsへの暴露量の尺度として使うことには疑問がもたれている（Walker, 1996, 1999）。

(カコミ5.5)を使って研究されている。これらの研究から生体内におけるニトロソ化は人間でもおこり得ることが示されているが、その反応はきわめて複雑であり、器具内で再現した反応よりもさらに複雑である。反応速度には大きな個体差があり、胃液のpHや触媒阻害剤の存在などの要因によって大きく異なる (Ohshima and Bartsch, 1988; Kyrtpoulos, 1989)。研究の力点は阻害剤、とくにビタミンCの作用に置かれた。ビタミンCは器具内のニトロソ化反応の効果的な阻害剤である (Licht et al., 1988)が、胃での反応の場合にはさほどでもなく、キルトポウロスらは反応阻害率を50〜63%と報告した (Kyrtopoulos et al., 1991)。これらの阻害実験では多量（1〜2g）のビタミンCを添加しているが、勧められている1日当たり摂取量は30〜80mgであり、胃液とともに分泌される量は1日当たり約60mgである (Rathbone et al., 1989)。すなわち、食事からのビタミンCの摂取はNOCsの接触機会をやや減らすかもしれないものの、すべてを除外するほどではない。実際、NOCsは胃で生成されるばかりでなく、正常な代謝の結果として、硝酸塩の摂取の有無にかかわらず、体内でも生成されているのである。この内的なNOCsの生成は、体内における一酸化窒素が生成する兆候のひとつになっているように思われる。第4章で論じたように一酸化窒素の生成は変動するので、NOCsの関連物質の生成の変動はより魅力的な研究分野を提供してくれるかもしれない。

過去30年間に、NOCs生成、またそれら化合物の作用、およびガンとの関連を示唆する情報は多く集められている。この詳細は、以下の主要な総説をご覧いただきたい。たとえば、シェパードら

(Shephard et al., 1987),ヴァン・デュベンボーデンとマチーセン (van Duijvenbooden and Matthijsen, 1989),ウォーカー (Walker, 1990),ガンゴーリら (Gangoli et al., 1994),ミルビッシュ (Mirvish, 1995),クハーブラら (Chhabra et al., 1996),WHO (1996, pp.269 - 360),ヘクト (Hecht, 1997) およびアイヒホルツァーとグーツウィラー (Eichholzer and Gutzwiller, 1998) を参照するのがもっともよい。

しかし,ここでいえることは,これだけの多大な研究成果をもってしても,硝酸塩との接触をコントロールすることによってガンの発生を抑える実行可能な方策を描けるような結果は,得られていないということである。

(3) 動物実験と疫学調査の結果

硝酸塩とアミン類を同時に与えると体内でも硝酸塩は亜硝酸塩に還元され,発ガン性ニトロソアミン類が生成する (Vermeer et al., 1998)。しかし,実際の食品摂取条件で人間の健康にリスクとなるほどの大量の体内ニトロソ化反応がおこるかどうかは,まだ論議が続いている問題である (WHO, 1996, p.282)。ネズミとハツカネズミに硝酸塩または亜硝酸塩を,飲料水や飼料として与えた長期試験でも,摂取した実験動物にガンの発生が増加したという証拠は得られなかった (WHO, 1996)。

さらに食事中の硝酸塩とガン発生について関連があるかを見出そうとして,人間での疫学調査が数多く精力的になされたが,一般的にこのような関連を実証することができなかった。

ニトロソアミン類の動物実験は,それによるガンの発生器官が

特異的なことを示している。人間のどの器官に影響が現われるかは不明だが、疫学調査の多くは、硝酸塩摂取と胃ガンの関連の可能性に集中している。胃は、短命で反応性の高いニトロソアミド類の標的器官となりやすそうな器官である (Hill, 1991b)（カコミ 5.4, 103ページ）。胃ガンはきわめて深刻な病気である。胃ガンの発生は地域や国によって大きく異なっている。その発生率と致死性は、過去50年間アメリカ合衆国、西ヨーロッパ、ラテンアメリカおよびアジアの国々ではおおむね低下傾向にあるが、世界的には依然として2番目に多いガンであり、日本においてはもっとも頻繁に悪性と診断される病気となっている (Parsonnet et al., 1991; Tsuji et al., 1997)。発生率の変化が比較的短い期間におこっていることから、食事、ないしは環境条件がその発病と関連しているのかもしれないとされている。胃ガンと硝酸塩摂取の関連についてはコリーアらによって提起された (Correa et al., 1975)。この仮定は、その後多くの疫学調査のきっかけとなった。この最新版モデルは図5.6に示した。

食事に含まれる硝酸塩が胃ガンと関連があるのかないのか、これをチェックするために、人間についての疫学調査が3つのカテゴリーに分けて行なわれた。地理的な相関を見る調査はもっとも多数行なわれ（過去25年間に全体の60％）、さらにグループ調査 (15％)、事例制御調査 (25％) がある。この調査については、付録5 (193ページ) に示した。

地理学的相関調査も付録5、およびその付表5.1に示したが、地域内の胃ガンの発生やそれによる死亡が、そこの飲料水、食事、唾液、あるいは尿中のそれぞれの硝酸塩濃度と統計的な関連があ

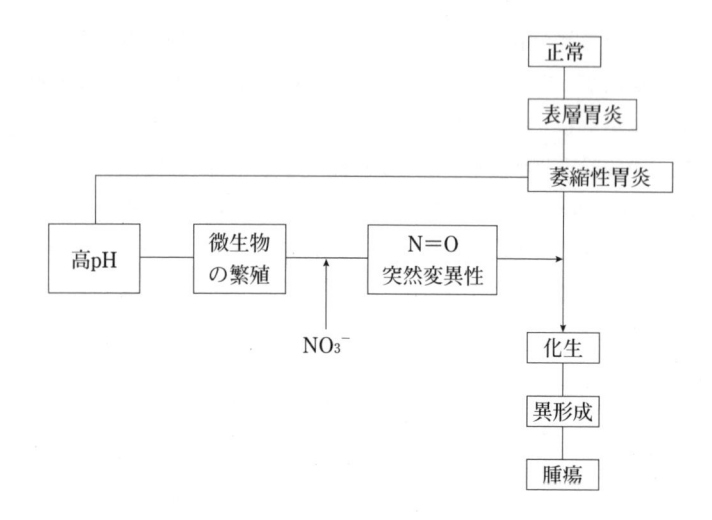

```
                                                        ┌──────┐
                                                        │ 正常 │
                                                        └──┬───┘
                                                           │
                                                        ┌──────────┐
                                                        │ 表層胃炎 │
                                                        └────┬─────┘
                                                             │
                                           ┌─────────────────────────┐
                       ┌───────────────────│      萎縮性胃炎          │
                       │                   └─────────────────────────┘
┌────────┐   ┌──────────┐   ┌──────────┐                 │
│ 高pH   │──│ 微生物   │──│ N=O      │─────────────────▶
│        │   │ の繁殖   │   │ 突然変異性│
└────────┘   └──────────┘   └──────────┘
                    ▲
                    │
                  NO₃⁻
                                                        ┌──────┐
                                                        │ 化生 │
                                                        └──┬───┘
                                                        ┌────────┐
                                                        │ 異形成 │
                                                        └───┬────┘
                                                        ┌──────┐
                                                        │ 腫瘍 │
                                                        └──────┘
```

図5.6　胃ガン発生についてのコリーアモデル（Correa, 1992を修正）
このモデルでは胃ガンは一連の変化の結果として発生するものであり，胃表面が慢性的胃炎により突然変異性物質に敏感になる。胃の高い pH により微生物の繁殖がさかんになり，次いでこの微生物が突然変異をおこすNOCsの生成を仲介する
右側：想定されている胃表面における継続的変化。左側：胃空洞における変化

るかを明らかにしようと行なわれている。このような地理学的相関調査は，すべて同じ価値をもつものではない。第3章4（45ページ）で述べたように，唾液中の硝酸塩濃度の測定は複雑な操作を要し，その結果はサンプルを収集する方法に依存する（Granli et al., 1989）。さらにある地理学的相関調査では飲料水中の平均硝酸塩濃度はきわめて低い地域で行なわれている。3つの調査では，

10mg NO₃⁻/L以下であった（Zaldivar and Wetterstrand, 1978; Sanz Anquela et al., 1989; Barrett et al., 1998）。食事由来の硝酸塩の大部分は野菜からであるから，このような状態で飲料水中の硝酸塩水準だけの相関調査に注目することは不適当である。

ファインスタインが指摘するように，統計的な関連は因果関係の証明にはならない（Feinstein, 1997）。単純に仮説を組み立てることを目指すものであり，予備的な研究と見るべきものである（EPA, 1990; NRC, 1995）。それにしても，全体的に見るとこれらの調査は，硝酸塩の摂取とガンの間の相関を支持するものになっていない。

付録5の付表5.2（196ページ）に示したグループ調査では，肥料工場での労働者（数百名から数千名）における胃ガンの発生率を，一般国民の発生率と比較している。7つのグループ調査があるが，労働場所で相当量の硝酸塩に露出した男性の胃ガンのリスクが増加した証拠は，ひとつも見出すことができなかった。

付録5の付表5.3（197ページ）に示した事例制御調査は，多くの胃ガンにかかった人の飲料水や食事からの硝酸塩の摂取量を，年齢，性，ときには居住地までを揃えた対照者と比較している。こうした調査のほとんどは1990年以降に行なわれた。2調査例では硝酸塩起源として飲料水中の硝酸塩のみを考えている。そのうち1調査例（Rademacher et al., 1992）では，濃度範囲として2〜44mg NO₃⁻/Lの範囲をカバーしているが，どの水準であっても胃ガンのリスクが増加したということは示されなかった。別の調査（Yang et al., 1998）では，飲料水中からの硝酸塩の摂取と胃ガンの致死率との間に正の相関を見出しているが，発生事例と対照と

なる平均硝酸塩濃度の水準がきわめて低く（$2 \pm 2mg\ NO_3^-/L$），その結果は疑わしい。この研究における飲料水からの硝酸塩摂取は最少量に過ぎない。そのほかの10調査では，すべての食品からの硝酸塩の許容日摂取量を吟味している。これらの調査のうち5例では硝酸塩の摂取量と胃ガンの間に有意な関係は見出せず，残りの5例は有意な負の相関を示していた。

およそ30の調査例では，多くは地理学的相関を見たものであるが，硝酸塩摂取と胃以外の部位での悪性腫瘍の関係を取り扱っており，付表5.4（198ページ）に示した。5例で正の，4例で負の相関を認めたが，硝酸塩摂取と調査をした部位でのガンとの間にはほとんどの例で相関がないとされた。

多くの疫学調査は，ヨーロッパの「EU食品科学委員会」（EU, 1995b）や，アメリカ合衆国の「飲料水中の硝酸塩と亜硝酸塩に関する小委員会」（NRC, 1995）で評議され，以下のように両者は同様な結論に至っている。

「当委員会は，全般的にみて，硝酸塩に関する広範な疫学調査は人間におけるガンのリスクとの関連を実証することができなかったと結論した」（EU, 1995b）。

「疫学データは，体外からの硝酸塩摂取と人間のガン発生の間に直接の関連があることを支持していない」（NRC, 1995, p.31）。

1995年以降に出版された研究もこのような結論を裏付けている（付録5）。

(4) 硝酸塩摂取をガン発生の原因に導く証拠はない

硝酸塩，亜硝酸塩，およびNOCsとの接触は不可避である。われわれはこれらの化合物を自分の身体の中でつくっているからである。

多くのNOCsは動物実験において発ガン性が確認され（しかし硝酸塩と亜硝酸塩には発ガン性はない），人間に対しても同様である（Janzowski and Eisenbrand, 1995）。NOCsへの露出が種々のガン発生に寄与している証拠をミルヴィッシュが報告している（Mirvish, 1995）。ビルハルツ住血吸虫症の患者に見られる膀胱ガンは，おそらく感染部位において一酸化窒素の局部的過剰生成があるためである。潰瘍性大腸炎に続いて発生した大腸ガンも同様の原因によるものかもしれない。彼はその報告を次のように書き終えている。

「NOCs露出は，いくつかのガンの発生に対して有意に関係しているように見え，そのあるものはとくに開発途上国において重要である，と私は結論する。この露出は体外で生成したNOCの摂取を制限すること，および生体内でのニトロソ化反応を阻害することによって減少させるべきである。」

ベーコンとビールはその製造工程を変えることによってNOC含量を大幅に減らすことと，また喫煙を自制することを国民に強く喚起することは賢い対策である。しかし，ある種のNOCsの生成が，あるガンの発生に導く要因のひとつであるとしても，それは

硝酸塩にさらされる,あるいは摂取することがNOCを生成し,そして場合によると発ガンに至る長い連鎖の始まりであることを意味するものではない。つまり,疫学調査から得られた大切な答えは,ガンの要因は硝酸塩にさらされることが多いか少ないかではなく,食事に野菜や果物が多いかどうかである。スタインメッツとポッターは彼らの総説中で,「野菜と果物を多く消費することは,すべてにおいてとまでは言えないが,多くの部位において発ガンのリスクを減少させることに一貫して関連している」と結論した (Steinmez and Potter, 1991a, b)。この結論は,ミルビッシュの結論と一致している (Mirvish, 1995)。ビタミンCは,コーヘンとバガバンが書いた「アスコルビン酸と胃腸のガン」についての総説によると,防御要因のひとつのようである (Cohen and Bhagavan, 1995)。しかし,このビタミンは体内において複合的な防御機能をもっている (Block, 1991; Bode, 1997)。ビタミンCが

5.6. リューマチ様関節炎,一酸化窒素,硝酸塩およびガン

リューマチ様関節炎(関節の慢性的炎症)にかかっている患者は,血漿中の硝酸塩濃度が高くなっている(第4章2,60ページ)。その硝酸塩は,おそらく一酸化窒素の生成が増加したことによっている。この状態は長い年月続くことがある。

このような患者は,もし硝酸塩への過度の露出がガンのリスクを高めるのだとすれば,悪性腫瘍によりかかりやすいにちがいない。しかし1000人の患者について10年間追跡調査し,関節炎にかかっていない対照グループと比較すると,リューマチ患者では腫瘍による死亡が42例だったのに対して,対照グループでの死亡は58例であった (Laakso et al., 1986)。

胃中でNOCsの生成を減少させる能力があるかどうかはともかく、このビタミンが欠乏すると、ガンの発生に対する抵抗性が減少するとしても驚くべきことではない。

この事実は、「硝酸塩の摂取によって胃の中でNOCの生成が増加する可能性があるのに、なぜその潜在的な危険性が、ガン発生の増加というような形で観察されないのか」という難問の一部となっている。さまざまな可能性があり、それらは相互に排他的ではない。

胃中でのNOCsの生成は、人体内でのこれら化合物の発生源のひとつに過ぎない。胃におけるニトロソ化反応が、人間の健康を害するほど高濃度で生成するものかどうかは議論のあるところである (Walker, 1996)。トリッカーは体外および体内起源の相対的重要性について評価した (Tricker, 1997)。NOCsの摂取は、主として食品、たとえば燻製や貯蔵肉製品、干もの、燻製魚製品、水産食品、燻製チーズなどに由来し、喫煙やある種の工業での職業的露出もまた寄与している。したがって、外部起源NOCsにさらされる量は個人別の習慣や生活スタイルに依存しているが、1日当たり平均して1.1μmolと推定されている。しかし尿とふんから排出されるNOCsの量はこれよりかなり多く、生体バランスのうえで人間の全摂取量のおよそ45〜75%は体内で生成したものであるということが示される。現在のところ、この体内生成のどれだけが胃内でおこるのか、体内のほかの部位でどれだけおこるのかは不明確である。しかし、胃条件下におけるニトロソアミン類の生成についての数学的モデル (Licht and Deen, 1988) によるとその生成量は少なく、事実上、NOCsが体内自身で生成する量に埋

もれてしまうようである。

　明らかなことは，体内におけるNOCsの生成が実際おこっているということである。発ガン性物質との接触には，つねに発ガンのリスクがあると，一般に想定されている。しかしこの場合には，身体にその体内の代謝産物（NOCsのこと）に対する防御機能が働いているのかもしれない。これは前例がないことではない。身体は一酸化窒素（NO）を生成するが，これはDNAの損傷を修復するばかりでなく，免疫システムがガン細胞を殺すのを助けているのである（Wink et al., 1998）。

　胃ガンはコリーアモデル（図5. 6，108ページ）によると，NOCs摂取に関連している。しかしピナテーリらやソバーラらは，前ガン性胃潰瘍の患者が，正常な胃粘膜をもつ人にくらべその胃液中にニトロソアミン類を多く含んでいることはないことを示している（Pignatelli et al., 1991, 1993; Sobala et al., 1991）。さらに胃液pHの上昇も，胃内微生物の過繁殖を制限することも，胃内におけるニトロソアミン類濃度の増加とは関連がない（Verdu et al., 1994; Thorens et al., 1996; Viani et al., 2000）。今日，治療を要する胃ガンに結びつく一連の事象の中で，決定的な段階は，胃粘膜が微生物ヘリコバクター・ピロリ（*Helicobacter pylori*）に感染し，炎症をおこすことかもしれない。このピロリ菌は感染部位で酸化窒素と過酸化亜硝酸の生成を刺激して，そのことがガンの発生を始動するひとつの要因となっていると考えられる（Tsuji et al., 1997; Sakaguchi et al., 1999）。このように今では硝酸塩の摂取に起因したニトロソアミンの生成が胃ガンの発生原因ということはできず，これは疫学調査で見出したことと一致している。

さらに人間のガンにおけるNOCsの役割についても，今では疑問がもたれている。動物実験で多くのNOCsが間違いなくガンの原因となっており，人間に対してもそうであるはずである。またNOCsがタバコの煙や嗅ぎタバコに存在することから，喫煙や嗅ぎタバコによって引きおこされるガンの原因物質にNOCsが措定される仮説が導かれてきた。

しかしトリッカーは，これら化合物にさらされることの影響を測った研究報告の中で次のように結論している（Tricker, 1997）。

「広範な調査を行なったが，人間のガンがN-ニトロソ化合物，食品とかタバコ，そのほかの職業的な理由から摂取される既成的なものであれ，生体内で生成したものであれ，それにさらされた結果，発生するものであることは示せなかった。いくつかの独立した状況証拠は，ある種のガンの原因論におけるN-ニトロソアミン類の役割を支持してはいるものの，体外性あるいは体内性N-ニトロソアミン類にさらされることとの直接的な関連は今後も明らかにできないかもしれない（Mirvish, 1995）。」

「硝酸塩のガン」問題の権威者が直面している状況はこのように複雑であり，理論的なリスクは過去25年間に発表され，25国以上をカバーした50以上の疫学調査においても支持されていない（付録5，193ページ）。そこで権威者はこの問題について実用的な提案をしており，その例はアメリカ合衆国国立研究会議の硝酸塩および亜硝酸塩小委員会の結論に見ることができる（NRC, 1995）。

「この小委員会は，わが国の飲料水中に見出される硝酸塩濃

度に対しては，それにさらされても人間のガンのリスクに寄与しそうもないと結論する。発ガン性をもとにして，硝酸塩あるいは亜硝酸塩の摂取を制限しようとする試みは，食品，とくに野菜が多くの合衆国民にとって発ガンリスクの主要原因となることを意味する。しかし野菜の多い食事は一貫してガン発生のリスクを減らしてきたものである。理論上，発ガンのリスクがあっても，野菜を食べることの利点にまず重点をおくべきである。また，硝酸塩は体内で生成されており，体外由来の硝酸塩を発ガン性にもとづいて規制することは不整合なものである。」

硝酸塩がどのように胃ガンを防御しているかということについては，第7章3（164ページ）で論議する。

3 その他の不当な申し立て

食事に含まれる硝酸塩の摂取が有害とする主張の主要なものは，乳児のメトヘモグロビン血症と成人におけるガンのリスクのふたつである。今ではこれら両方ともその判断基準に根拠がないと疑われている。

硝酸塩については，ほかにもいくつかのクレームがあり，以下に記載した。

（1）妊婦とその胎児，新生児に対するリスク

正常な妊娠期間にメトヘモグロビン水準が増加し，これが妊婦

とその胎児に対する硝酸塩関連のメトヘモグロビン血症へのリスクとなるという申し立てがある。この申し立てはスクリバンの研究に始まる (Skrivan, 1971)。彼は、メトヘモグロビンのレベルは、正常な妊娠12週後から増加し始め、32週目に最高約10%に達したと報告した。しかし、キースは、正常な妊娠の28～35週の間にメトヘモグロビンレベルに少しも増加を認めることができず (Kiese, 1974, p.30)、ミズーリ州のワシントン大学自然システム生物学センターによる予備的調査 (Center for the Biology of Natural Systems, 1973) では、妊娠段階のちがう16女性のメトヘモグロビン値が平均0.33%に過ぎないことを示している。したがって、この申し立てには価値がない。

いずれにしても、母親の血液中メトヘモグロビン水準の基準値が妊娠中に増加してもしなくても (L-アルギニン：NO経路)、胎児の健康は脅かされるものではない。妊娠4か月以後は、胎盤膜が母親の血液循環と胎児のそれとを有効に分離しているからである。ヘモグロビン分子とメトヘモグロビンがある赤血球は胎盤膜を超えることはない。さらに、母親が飲む水の硝酸塩濃度が、高い地域と低い地域から来た乳児150人の臍帯血中メトヘモグロビンを測定したところ、差は見出せなかったのである (Shuval and Gruener, 1977)。

(2) 遺伝子毒性のリスク

ルカらは、ネズミに最高2120mg/kgもの多量の硝酸ナトリウムを与えたところ、その骨髄細胞の分裂中期に異常分裂が増加したと報告した (Luca et al., 1985)。この報告者によると、硝酸塩が

遺伝物質に直接影響した可能性があり得るが、あるいはNa$^+$イオンも関与していたかもしれないとしている。またツェゾーらは、飲料水中の硝酸塩濃度が50mg NO$_3^-$/Lを超える地域に住む年齢12〜15歳の子どもの末梢血液リンパ球の染色体異常は、硝酸塩濃度がきわめて低く、1mg NO$_3^-$/L以下の地域に住む同年齢の子どもに比較してより高くなったことを見出した (Tsezou et al., 1996)。しかし彼らの研究は、硝酸塩の供給源を飲料水にのみ求めており、その他の硝酸塩供給を考慮していない。

これらと対照的なのがミラーの報告で、彼によると、ボランティアの人間にアミンと硝酸塩を含む食品を食べさせたのち、彼らの体内を循環する白血球において非定期的なDNA合成の水準が、摂取した硝酸塩によって影響されるかどうか調べたが、影響を認めることができなかった (Miller, 1984)。またクラインヤンスらは、飲料水の硝酸塩濃度を、低、中、高水準 (それぞれ平均0.13, 32.0, および113.5mg NO$_3^-$/L) として人間に与えてみてそれで末梢リンパ球の染色体損傷の程度を評価したが、この3グループの間に有意な差はなかった (Kleinjans et al., 1991)。ロハスは、窒素肥料に常時さらされる労働者のリンパ球に染色体異常の増加を見出すことはできなかった (Rojas, 1992)。また、レスらは、エイムス試験 (細菌を用いて物質の発ガン性を調べる) により硝酸ナトリウムがサルモネラ・チフィムリウム (*Salmonella typhimurium*) をどの点で突然変異に誘導するか測定し、試験したどの濃度 (最高3.65mg/プレート) でも遺伝子毒性の証拠を見出すことができなかった (Wallace et al., 1997)。

以上の証言の重要さから見ると、硝酸塩に遺伝子毒性はないと

示しているように見える。

(3) 先天的奇形のリスク

オーストラリアのある疫学調査（Dorsch et al., 1984a, b）は，母親が硝酸塩を含む井戸水を飲料にしていた赤ん坊のほうが，雨水を飲料水としていた母親の赤ん坊よりも出生時の異常の発生が多いと報告した。しかし地下水の硝酸塩濃度は低く，95％以上の事例では15mg NO_3^-/L以下であった。ブラックによると，飲料水由来の硝酸塩量は，ほかの食事起源からの硝酸塩量に比較してあまりに少なく，2グループ間における出生時異常差を説明することはできない（Black, 1989）。

カナダ・ニューブランズウィック州で，アーバックルらは中枢神経系における出生時の欠陥と飲料水中の硝酸塩濃度の間に有意な関連を認めることができなかった（Arbuckle et al., 1988）。アメリカ合衆国・マサチューセッツ州では，アッシェングラウらが，飲料水中のわずかな量の硝酸塩でも，自然流産の頻度を減らすと主張した（Aschengrau et al., 1989）。この研究における最高硝酸塩濃度は5mg NO_3^-/Lを超えておらず，彼らの研究（関連についてはネガティブであるが）もまた，前記のオーストラリアの研究と同様に結論は留保されるものである。

今日までのところ，食事に含まれる硝酸塩によって胎児が奇形になるリスクを増加させるという言明を支持するデータはない。したがって，硝酸塩摂取が先天的異常をおこすという主張は，事実にもとづくものではないと思われるのである。

(4) 甲状腺肥大の傾向

 硝酸塩はヨウ素の代謝を阻害するので、その摂取は甲状腺を大きく肥大させ、極端な場合、甲状腺腫の原因となっているかもしれないという主張がある。ウィンガールデンらは、ネズミを使った実験で、硝酸塩が甲状腺によってあらかじめ集積していたヨウ素を置換することを実証した（Wyngaarden et al., 1952）。しかしこの影響は軽微であり、チオシアン酸塩（SCN⁻）は硝酸塩の30倍もの影響があった。チオシアン酸塩は硝酸塩と同様に人体内の代謝物であり、野菜にも存在する。唾液中の濃度は硝酸塩濃度と同様か、むしろ高いことがあり、とくに喫煙者では顕著である（Luepker et al., 1981; Möhler and Zeltner, 1981; Utiger, 1998b）。食事中の硝酸塩の影響がヨウ素の代謝にあるとしても、それは食品やタバコからのチオシアン酸塩のずっと多くしかも変動の大きな影響に埋もれてしまうにちがいない。

 ふたつの疫学調査が、硝酸塩の消費と人間の甲状腺機能との関連を調べている。

 そのひとつは、ヨウ素欠乏の食事をしている12〜15歳の女子で行なわれた。この研究によると、硝酸塩濃度が22.5mg/Lの飲料水を飲んだグループは、7.5mg/Lの飲料水を飲んだグループにくらべ有意に甲状腺腫の発生が増加した（Höring et al., 1988; 残念なことに、この報告では、濃度の単位がN元素か、イオンの量かが明確に記載されていない）。

 もうひとつの研究では、女性ボランティア70名の甲状腺の体積が比較され、その飲用している水の硝酸塩濃度によって3グルー

プに分けられた。さまざまな理由により解析から除外された10名を除くと、甲状腺の体積には、低および中濃度のグループは、高濃度のグループに比して硝酸塩供与量との間に関係が認められ、50mg NO_3^-/Lを超えた水準では甲状腺肥大が認められている（van Maanen et al., 1994）。

両研究は、批判され得るものである。最初の研究では、きわめて特殊な個体群を取り扱っており、硝酸塩の全摂取量は不明確である。第2の研究は方法的に批判できる。対象の事例が少なく、また参加グループのある者は明確な理由もなくデータの解析から除外されているからである。

この課題についてはさらに研究が必要である。現在のところ、食事に含まれる硝酸塩が人の甲状腺に悪影響を及ぼすと、実証されているわけではない。

(5) 高血圧の早期発生

1971年、モートンはコロラド州における高血圧の地理的パターンと、公共水道水における硝酸塩濃度との間に関連があると主張した。しかし彼は、この関連は、実証された観察ではなく、さらに調査を要すると述べている（Morton, 1971a, b）。

この7年後、マルバーグらは同じ州の18の共同体を選び、硝酸塩濃度が19～125mg NO_3^-/Lの共同体の住民は、硝酸塩を含有しない飲料水の共同体住民に比較して、高血圧が早期発生していると報告した（Malberg et al., 1978）。しかしこの著者自身、この研究が弱いものと認めている。

一方、いくつかの報告では食事に含まれる硝酸塩が、心臓防御

効果をもっている可能性について示唆している。

(6) 小児糖尿病の発生増大

ある種のニトロソアミン，たとえばストレプトゾトシンは，すい臓のインスリンを生成するβ-細胞を損傷し，ネズミで糖尿病を発生させることが示されている（Kostraba et al., 1992; Åkerblom and Knip, 1998; McKinney et al., 1999）。

人間を対象としたふたつの地理的相関調査（Kostraba et al., 1992; Parslow et al., 1997; McKinney et al., 1999）では，飲料水中の硝酸塩濃度とインスリン-依存性糖尿病の発生との間に正の相関を認めているが，ほかの調査（van Maanen et al., 1999, 2000）および，ひとつの事例制御研究（Virtanen et al., 1994; Virtanen and Aro, 1994）では関連がなかった。

実際には，それぞれの研究において飲料水中の硝酸塩濃度は低かった。小児はおそらく，飲料水より食事由来の硝酸塩を多く摂取していたものと思われる。現在のところ，この問題の答えはどちらともいえず，得られている証拠はしっかりした結論に至るものではない。

(7) 条件反射能力の低下など，そのほかのリスク

1970年，ペトコフとイワーノフは，年齢12～14歳の学童39名に硝酸塩濃度が平均105mg NO_3^-/Lの飲料水を飲ませた場合，8mg NO_3^-/Lしか含まない飲料水を飲ませた学童20名に比較して，聴視覚刺激に反応する条件反射に遅れがあることを認めた。光刺激に対する平均反応時間は，試験前はそれぞれ148.6と155.1ms

（ミリ秒），試験後には203.4と187.0msであった。さらに聴覚の刺激に対する平均反応時間はそれぞれ試験前には147.1と147.5ms，試験後では207.2と184.7msであった（Petukhov and Ivanov, 1970）。このように，硝酸塩濃度が105mg NO_3^-/Lの飲料水を飲んだ学童の条件反射の遅れはわずかであり，しかもあとで認められるに過ぎない。この研究を追試する研究はなく，われわれは独立的な確認を見出すことはできなかった。

スペイヤースは，高齢者が硝酸塩と亜硝酸塩の毒性（とくに特定していない）に対して特別なリスクにあると提起しているが，この主張を実証する実験的あるいは臨床的観察は発表されていないようである（Speijers, 1995）。

高濃度の硝酸塩を動物や人間に与えた場合の影響について，最近の報告のいくつかは，すでに確立された見解ときわめて異なる結果を出している。たとえば，ガツェヴァらは飲料水に100および500mg NO_3^-/Lという高濃度の硝酸塩を6か月与えたネズミに貧血が生じたことを報告した（Gatseva et al., 1996）。ヘモグロビン値はそれぞれ29％と35％減少した。顕微鏡レベルの変化は，甲状腺，肝臓，腎臓，胃，小腸に見られた。しかし，ほかの実験動物を使ったさらに長期間の実験ではこのような変化は見られなかったのである（WHO, 1996）。

さらにグプタらは，インドの5つの村の居住民に驚くべき高さのメトヘモグロビン濃度を発見した（Gupta et al., 2000a, b）。彼らの飲料水には26, 45, 95, 222, 459mg NO_3^-/Lもの硝酸塩を含んでいた。高いメトヘモグロビン水準は水中の硝酸塩のせいとされている。彼らはさらにメトヘモグロビン濃度と生後3か月から8

歳のグループにおける反復性急性呼吸器感染の間には高い相関があることを主張している。

しかしこれらの報告にあるメトヘモグロビン濃度はほかの人が行なった実験と一致していない。すなわち，グプタらは45mg NO_3^-/L（勧告されている最高基準値以下）を含む飲料水を飲んでいる成人の平均メトヘモグロビン濃度は19％（±5.49％）であり，臨床的チアノーゼがふつうに見られていると報告している。このような濃度の飲料水ではメトヘモグロビン濃度は正常である範囲の0.5〜5％以上に増加させることはなく（ECETOC, 1988），チアノーゼにもならないという大多数の研究とは大きく異なっている。したがって彼らの研究で報告されたメトヘモグロビン濃度は疑わしく，またこれらの濃度と呼吸器官感染の間にあると主張された相関も疑わしい。しかしながら彼らが見出した「再発性呼吸器官感染と飲料水中硝酸塩の相関は低い（$r = 0.565$）」という点は合理的なものに見える。

4　いずれの健康リスクも実証されていない

全体的に見て，発表された研究は食事に含まれる硝酸塩に対して言われるいろいろな危険性，すなわち母親と胎児へのリスクの増加，遺伝子毒性，先天的催奇性，甲状腺肥大増大，高血圧の早期発生，神経生理学的機能に対する影響，糖尿病に対する影響などについて科学的に補強するものではない。

さらにすでに述べたように（L'hirondel, 1993a, b, 1994; L'hirondel and L'hirondel, 1996; L'hirondel, 1998, 1999a, b, c），ふ

たつの主要な硝酸塩に対するクレームはいずれも，批判的吟味をへて実証されたものではない。今では硝酸塩の摂取が実際にガンのリスクを増加させることはなく，食事由来の乳児メトヘモグロビン血症は硝酸塩よりも不潔な衛生状態に起因するものであり，衛生上の基本的ルールに従うことによって避けられるし，また避けるべきものである。硝酸塩を含むかどうかに関係なく，食品と水は微生物の汚染から守られるべきである。

第6章 硝酸塩の規制は正当化できるか

　硝酸塩規制により，飲料水と食品，たとえば野菜，肉，魚，ベビー食品中の硝酸塩の最大値が設定されている。これらの規制は，硝酸塩への露出は健康にリスクがあり，人々はこのようなリスクに対して勧告，規制，あるいは法律で守られるべきであるという仮定にもとづいている。この結果が西ヨーロッパ社会に及ぼした影響は大きく，しかも不合理なものであることはアペルバウムやデュビーによって強調されている（Apfelbaum, 1998, 2001; Duby, 1998）。

　第5章で，われわれはこの基本的仮定は受け入れがたいものであることを見てきた。硝酸塩に対する露出に起因する健康リスクは，きわめて疑問のもたれるものである。本章では現在の硝酸塩に対する規制を正当化しているデータや研究報告が，このような目的に使うのに適切なものかを調べてみたい。

1 飲料水の硝酸塩規制

　ここで最初に述べておいたほうがよい点がある。硝酸塩含量を

表現するのにふたつの方法があることだ（付録1，173ページ）。すなわち濃度を物質（イオン）の濃度（mg NO_3^-/L）とするか，元素（窒素）の濃度（mg NO_3^--N/L）で表現するかである。

50mg NO_3^-は11.3mg NO_3^--Nに相当し，10mg NO_3^--Nは44.3mg NO_3^-に相当する。規制者は規制値を丸めた数字で表現するのが好みである。したがって10mg NO_3^--N/L，45mg NO_3^-/L，あるいは50mg NO_3^-/Lは同等と考えられる。この差異は規制の伝統かつ便宜上のものであり，リスク認識による差異ではない。この本では，濃度をEUやWHOで現在用いられているイオン濃度のNO_3^-/Lで示しているが，一方，合衆国ではNO_3^--Nシステムを用いている。論議する研究報告で濃度の表現がちがっている場合，それが適切であればmg NO_3^-/Lの濃度を括弧で示し，簡単にするために10mg NO_3^--Nを（約）45mg NO_3^-に換算した。

(1) 規制の歴史

◆コムリーの報告から始まった

飲料水中の硝酸塩の公式な規制の歴史はコムリーの報告（Comly, 1945）に始まる。彼は，多量の硝酸塩を含有する井戸水を飲んだ乳児のチアノーゼについて最初の2症例を報告し，彼自身と彼の共同研究者の観察を次のように要約している。「断定的な記述はできないものの，乳児に与える水は100万分の10以下，最大としても20mg（NO_3^--Nとして。NO_3^-/Lでは45，最大で90）と勧告するのが望ましいように思われる」。

この論文は大きな影響を与え，その後，硝酸塩を含有する井戸水由来の乳児メトヘモグロビン血症の多数の発生事例が，合衆国

第6章 硝酸塩の規制は正当化できるか —129—

やヨーロッパで報告された。

アメリカで報告された事例は、ボッシュら (Bosch et al., 1950) とアメリカ公衆保健協会 (APHA, 1949〜1950) によって総括された。このふたつの報告はウォールトン (Walton, 1951) がまとめた。そしてこのボッシュらと、ウォールトンの報告とが、1962年にアメリカ合衆国公衆衛生省が勧告した制限値10mg NO_3^--N/L (45mg NO_3^-/L) の主要な基礎になったのである (McKee and Wolf, 1963)。この制限値についてはパーソンズがきびしく批判しており、彼はメトヘモグロビン血症発生に必要な要因として問題の井戸における高い微生物濃度を指摘した (Parsons, 1978)。彼は、「われわれの飲料水中の硝酸塩規制は事実と矛盾する水準に設定されている」と結論した。しかしこのボッシュらとウォールトンの報告はまだ、10mg NO_3^--N/L (45mg NO_3^-/L) が「悪影響非観察量[*1]（飲料水）水準」(NOAEL)、また11〜20mg NO_3^--N/L (50〜90mg NO_3^-/L) が「最小毒性用量[*2]（飲料水）水準」を示すものとして解釈されており (Fan and Steinberg, 1996)、そのため疫学調査の信頼性を10mg NO_3^--N/L (45mg NO_3^-/L) としている[*3]。

東西ドイツ（当時）やオーストリア、チェコスロバキア（当時）、スイス、ソ連（当時）などそのほかの国では、以前はさらに低い

---

*1 化学物質の毒性試験では、複数の用量段階で動物への毒性を観察するが、そのうち悪い影響が見られない最大用量。
*2 同様の試験で有害な影響が認められた最低の露出量。
*3 日本における飲料水基準は、このアメリカ合衆国の基準にならって10mg NO_3^--N/Lと設定されている。

基準値である15〜50mg NO_3^-/Lを採用していた（Sattelmacher, 1962）。一方，フランスでは1962年3月15日の省令により瓶詰め水に対してのみ45mg NO_3^-/Lの規制値を設定した。この省令では公共飲料水の供給については何の規制も設定していないが，硝酸塩を45mg NO_3^-/L以上含有する水は乳児に事故を引きおこし得るという事実に留意することを勧告している（ISCWQT, 1974）。

◆WHOの勧告とEUの委員会指示

ザッテルマッハーは世界中のさまざまな国のメトヘモグロビン血症について1060事例について世界的な調査を報告をしており，ジモンらはドイツの病院における745事例を報告している（Sattelmacher, 1962; Simon et al., 1964）。いずれの報告（表6.1）も水源中の硝酸塩含量について情報提供しているが（全体の40％以下），メトヘモグロビン血症の発生事例の大部分は100mg NO_3^--N/L以上の井戸水と関連していた。

この事実と，1960年代以降，アメリカ合衆国と西ヨーロッパ諸国で井戸水の使用に関連したメトヘモグロビン血症がめったにおこらなくなったこととは，50mg NO_3^-/Lという数値がきびし過ぎるという意見（ISCWQT, 1974）を支持するものである。そのためこのことが『飲料水についてのWHOヨーロッパ基準』の第2版に妥協点として導入された（WHO, 1970）。そこでは，50mg NO_3^-/L以下を，「満足すべき濃度」，50〜100mg NO_3^-/Lを「許容される濃度」，100mg NO_3^-/L以上を「勧めない濃度」とした。これには井戸水中の硝酸塩濃度が変動すること，また水を長い間煮沸すると硝酸塩が濃縮され得ることを考慮に入れている。このヨ

表6.1 井戸水による乳児メトヘモグロビン血症と報告された症例の井戸水の硝酸塩濃度ごとの分布

(ISCWQT, 1974 より)

	Sattelmacher (1962)		Simon et al. (1964)	
	事例数	%	事例数	%
報告数	1060	100	745	100
死亡	83	7.8	64	8.6
水中硝酸塩濃度				
（mg NO_3^-/L）				
不明	593	56.0	496	66.5
0 〜 40	14	3.0*		
0 〜 50			11	4.4*
41 〜 80	16	3.4*		
50 〜 100			29	11.8*
81 〜 100	19	4.1*		
100 以上	418	89.5*	209	83.8*

＊硝酸塩濃度が既知な事例中の％

ーロッパの特定助言は西ヨーロッパで広く受け入れられ，たとえばドイツでは最高水準を90mg NO_3^-/Lとしている。

しかし1971年に出た『飲料水の国際基準』第3版において，WHOはメトヘモグロビン血症のリスクを理由にして45mg NO_3^-/Lの濃度を超えないことを引き続き勧告した。この勧告では，世界には室温がヨーロッパより高い地域があり，また水の摂取量がより多い国があることを考慮に入れている（WHO, 1971）。

1970年の妥協点はヨーロッパで用いられたが，アメリカ合衆国では1971年のWHOの国際勧告に合致させて10mg NO_3^--N/L（45mg NO_3^-/L）を維持している。

1970年代中にN-ニトロソアミン生成の問題が生じ,これがガンの主要な原因とおそれられるようになった。世界保健機構(WHO)と国連環境計画(UNEP)は,この硝酸塩,亜硝酸塩,ニトロソ化合物の問題についての検討を後援し(WHO, 1978),公共飲料水中の硝酸塩水準は45mg NO_3^-/Lの基準に合致するか,それより低いことが望ましいと結論した。

その当時,世界的にはさまざまな基準が設定されており,その範囲は15〜90mg NO_3^-/Lであった(Ellen and Schuller, 1983)。EUの加盟国においても水質について異なる基準をもっていた。そのためEUでは,水質に関するヨーロッパの法律を標準化するため,人の飲用を目的とする水質に関する委員会指令が出された(EU, 1980)。確立された多くの規制のひとつが硝酸塩に関するものであり,そこでは最大許容濃度を50mg NO_3^-/Lとし,「ガイド水準」(法的定義は与えられていない)を25mg NO_3^-/Lと設定した。EUはこの指令で,どのようにして,またなぜ異なった制限値が設定されたかについて発表していない。しかし,硝酸塩についての最大許容水準はWHOの勧告に合致したものである。デンマーク環境局はその後,メトヘモグロビン血症のおそれ以外にニトロソアミンの生成と,ガンのおそれが主要な考慮点であったと述べている(Danish National Agency of Environmental Protection, 1984)。

1984年にWHOはふたたび硝酸塩に関する勧告を公刊し(WHO, 1984),飲料水中の硝酸塩による健康リスクについて会議を招集した(WHO, 1985)。ここで合意されたのは「飲料水中硝酸塩によるガンのおそれは誇張されてきた」ということであった。

WHOのガイドライン値は，瓶哺乳で育てられる乳児のメトヘモグロビン血症のリスクを考慮して決められるべきとされた。

この会議では，ハンガリーの発症例について短い報告があった。ハンガリーでは1968〜1982年の間に2000件以上の乳児メトヘモグロビン血症の発生が報告され，このうち最初の5年間に800件以上発生していた。この1968〜1973年に発生した800件の事例の大部分（92%）では，100mg NO_3^-/L以上の水を使用していたが，一方，50〜100mg NO_3^-/Lの水を使用していても発生していた。そのためこの会議では，10mg NO_3^--N/L（45mg NO_3^-/L）という規制値を承認したのである。

1980年の飲料水中硝酸塩に関するEU委員会指令は，論議を呼び，問題を生じた（House of Lords, 1989）。この規制の厳密な適用は，次に述べるいくつかの理由で普遍的に受け入れられることはなかった。

・イギリスでは，環境大臣イアン・ゴウが1985年7月23日の議会質疑で次のように答えている。「硝酸塩に関して，供給水中の硝酸塩濃度の3か月平均が80mg NO_3^-/L以下で，最大値が100mg NO_3^-/Lの場合（そして，その場合にのみ），時限的な適用除外措置を与えるが，例外的で一時的な状況の場合は除外する」（Department of the Environment, 1985）。

・ドイツでは，ドイツ連邦ガスおよび水工業協会の次長プルーゲが1986年のセミナーでその年の飲料の水質に関連するEU（当時）指令について次のように話している。「飲料水規制でもっとも深刻な波及効果を及ぼした変化のひとつは，硝酸塩基準を90mg NO_3^-/LからEC指令の基準である50mg NO_3^-/L

に下げたことである。……連邦保健局は，飲料水中の硝酸塩濃度が，以前の基準90mg NO_3^-/Lに相当するほど濃縮されても，ドイツ国民に明確な健康被害を及ぼすことはないということを1986年6月に言明しており，過去20年以上の間に発生したメトヘモグロビン血症（乳児のチアノーゼ）は1例も飲料水中の硝酸塩によって引きおこされたものでないことが科学的に実証されている。そのため，ECの硝酸塩指令値の50mg NO_3^-/Lを基準として受け入れるものの，連邦保健局としては，例外的な状況では，一定期間90mg NO_3^-/Lまでの硝酸塩水準も特別に認める旨，勧告した」(Pluge, 1986)。

・フランスでは，1990年7月9日の省令で，妊婦と6か月以内の乳児を除き，飲料水において50〜100mg NO_3^-/Lのレベルを許容するが，100mg NO_3^-/L以上の水の消費は禁ずることを示した。

◆逆戻りした基準値

1991年，EU指令の範囲は拡大された。ヨーロッパ連合は1980年委員会指令（EU, 1980）を，「硝酸塩感受性地域」を定義するもうひとつの委員会指令の基礎として採用し，この地帯では地下水と表面淡水の硝酸塩水準が50mg NO_3^-/L以上の場合は汚染されていると見なし，水に含む硝酸塩含量の増加を防ぐため農業に制約をする（たとえば家畜ふん尿の施用制限）ことにした（EU, 1991b）。

1993年，WHOはふたたび飲料水の水質ガイドラインを改正したが（WHO, 1993a, b），これは科学知識の進歩を配慮して，ほぼ

10年ごとに行なう方針に沿ったものである。この年の改正では，食事由来の硝酸塩とガンの関連について，疫学的には，実際の対策をとるほど十分な証拠はないこと，またガイドライン値はメトヘモグロビン血症を防止するためのみに確立されるべきことが再確認された。この値は50mg NO_3^-/L（以前は10mg NO_3^--N/L，すなわち45mg NO_3^-/L）と設定された。しかし，亜硝酸塩も含有する水については，相関式を用いてその含量についても考慮することになった。亜硝酸塩を含有する水はまれであるが，ある種の配水システムではおこりうることである（WHO, 1993a, b）。

1998年，EUは拡大聴聞会のあとで水質指令を改正した（EU, 1998）。以前の「ガイド水準」（これはおそらくガンから防ぐ見地で設定された）を削除し，WHO（1993a, b）の硝酸塩についての勧告はそのままとなった。

このようにわれわれは，2001年現在において，1960年代の状況に逆戻りしているのである。硝酸塩の水質基準は，その当時まとめられたメトヘモグロビン血症についての疫学的証拠に基礎をおいたものとなった。したがってこれらの研究について，その時代以後になされた科学的進歩に照らしてみることは適切なことである。

(2) 現在の規制を基礎づけた初期の疫学調査

アメリカ合衆国と西ヨーロッパ諸国では，水に起因するメトヘモグロビン血症はほとんど完全に消滅している。アメリカ合衆国とEUの規制法は古い昔に収集した疫学的データにもとづいている。

井戸水に起因するメトヘモグロビン血症の問題については多くの総説が書かれ，法律を支持する資料として使われてきた。しかしそれらは二次資料である。法律を定義し，正当化するのに使用するデータの質を評価するためには，オリジナル，すなわち一次資料に戻ることが必要である。

◆一人歩きしたコムリーの「制限値」

コムリーは，第5章1で論議したように，硝酸塩と乳児メトヘモグロビン血症の仮説を最初に提起した（Comly, 1945）。彼はまた，10mg NO_3^--N/L，最大でも20mg NO_3^--N/L（45または90mg NO_3^-/L）のレベルを乳児の食事に使う水の制限値として提起し

6.1. 井戸水起源メトヘモグロビン血症を防ぐためにコムリーが行なった飲料水中硝酸塩の規制の提起とその評価

コムリーはアイオワ州の田舎であったメトヘモグロビン血症の2例の事例——それぞれ390mg NO_3^-/Lと620mg NO_3^-/Lを含む井戸水を飲んだ乳児で発生したが——を報告し，硝酸塩の分析がなされた他の疑わしい事例について，その詳細を示すことなく述べた。彼は次いで，10年前にこの州で採取した2000の井戸水の硝酸塩含量が0〜125mg NO_3^--N/L（0〜553mg NO_3^-/L）であり，さらに州衛生実験室でこれまで測定した最高値は567mg NO_3^--N/L（2500mg NO_3^-/L）であったと述べた。続けて彼は自分の意見として次のように述べている。

「乳児に与えられた水の硝酸態窒素は64〜140ppm（283〜620mg NO_3^-/L）の範囲にあったが，症状の程度はその硝酸塩の量におおむね対応しているようである。断定的なことは言えないが，乳児に飲ませる井戸水の硝酸態窒素含量は，10ppmを超えないこと，最高でも20ppm（45mg NO_3^-/Lと90mg NO_3^-/L）であることを推奨するのが望ましく思われる。」

た。この提起に関して彼が使った文章はカコミ6.1に記してある。

2人の若い患者についてのコムリーの関心，および発生している事例を防ぎたいと願う彼の思いは，この報告の中で明らかである。しかし彼の「あて推量」にもとづく提言は，実際には薄弱な基礎によるものであり，現在の飲料水に含まれる硝酸塩基準もこれに依拠しているのである。

これは次のような具合におこった。

コムリーの報告に続いて，医者たちは同様な事例を報告し，ボッシュらは1947～1949年の間にミネソタ州で報告された139例を見直した（Bosch et al., 1950）。これらの事例についてはすでに第5章1（6）（81ページ）で述べたとおりだが，ボッシュらは彼らの診断基準に「コムリーの制限値」を採用し，医学的にメトヘモグロビン血症と疑われる症例（すなわちチアノーゼの発生）で，しかも水中10～20mg NO_3^--N/L以上の事例のみを，彼らの調査で扱ったのである。このため彼らの結果は，飲料水に含まれる硝酸塩についてあたかも無毒性量水準10mg NO_3^--N/Lという数値が存在するかのような印象を与え，これが現在の法律の基礎となっているのである。

その少しあと，アメリカ公衆保健協会水供給委員会（APHA）は，メトヘモグロビン血症問題を見直した（APHA, 1949～1950）。彼らは全国（ひとつの州を除く）からアンケート方式で，事例と関連する硝酸塩濃度のデータを集め，262の事例を報告した。ただしその中の139例は，ボッシュらがすでに報告したものであった。

APHAの報告には，「返答は，水に含まれる硝酸塩含量に明確

表6.2 合衆国における乳児メトヘモグロビン血症と報告された症例をウォールトンがまとめた表 (Walton, 1951)

	水中硝酸塩濃度 mg NO_3^--N/L（括弧内は mg NO_3^-/L）					
	$0 \sim 10$ $(0 \sim 44.3)$	$11 \sim 20$ $(44.3 \sim 88.6)$	$21 \sim 50$ $(88.6 \sim 221.5)$	$51 \sim 100$ $(221.5 \sim 443)$	100以上 $(443$以上$)$	不明
事例数	0	5	36	81	92	64

哺乳食をつくった水中の硝酸塩濃度別に分類したもの

に関連した事例だけに限定し，ほかの原因によるチアノーゼの事例は除外するようとくに強調した」と記述してあるが，この選別に用いた判断基準について詳しくは記載されていない。しかし，彼らが挙げている表には，10mg NO_3^--N/L以下で関連された事例はリストにのっていない。おそらくは，ボッシュらが用いたのと同じ基準（すなわちコムリーが提起した基準）が用いられたのだろう。

ウォールトンは，APHAがそれまでに発表した報告（APHA, 1949〜1950）にもとづき，さらにその後の報告から新しい16症例を統計に加えて，乳児メトヘモグロビン血症についての総説を書いた（Walton, 1951）。彼のつくった全症例数と水中硝酸塩濃度の関連を表わした表は，表6.2に再掲してある。

この表は，合衆国の基準値に10mg NO_3^--N/L（45mg NO_3^-/L）を採用した基礎となったものである（EPA, 1990, p.VIII-10）。この表で0〜10mg NO_3^--N/Lの間では事例がないが，次の間隔，11〜20mg NO_3^--N/Lには5症例が報告されていることから，10mg NO_3^--N/Lがもっとも感受性の高い人口，すなわち幼い乳児にお

ける悪影響非観察量水準（NOAEL）として採用された。しかし，この想定された悪影響非観察量水準は，表に加えるかどうかの評価をする診断基準によっており，単に人工的なものに過ぎない。

このことは，ザッテルマッハーが行なった世界規模でのメトヘモグロビン血症の観察（表6.1）からも見てとれる（Sattelmacher, 1962）。彼の統計にはアメリカのデータが含まれているので，硝酸塩濃度が低い場合の症例は過少報告となっているようである。彼のデータでは明確な用量反応関係は見られず，明白な悪影響非観察量水準はない。これは，現在われわれが知っていることからすれば予想されるところであり，これらの多くの事例は腸炎に起因するものであって，硝酸塩とは何の関係もない（Avery, 1999）。同じことはドイツにおけるジモンらの調査に関しても言うことができる（表6.1）（Simon et al., 1964）。彼が報告したメトヘモグロビン血症の全症例中53％は，腸炎に起因するものであった。

◆原著者のコメントを無視して引用されたデータ

このほかにも，この初期の症例を法規制の基礎とするのは疑わしいという観点がある。すなわち，メトヘモグロビン血症の診断が疑われうる点である。ボッシュらが報告した139事例のうち，実際にメトヘモグロビン水準を測定したのは8事例に過ぎず，さらに「メトヘモグロビン血症の発生事例」とした4事例ではメトヘモグロビン水準は10％以下であった（Bosch et al., 1950）。大部分の事例は田舎で発生しており，診察した医師はメトヘモグロビン測定のための分析設備を利用することができず，そのため診断

6.2. メトヘモグロビン血症事例での水質に関する原著者の注釈

ボッシュらは139事例について報告し,次のように述べている(Bosch et al., 1950)。「21〜50ppm (93〜221.5mg NO_3^-/L) を含有していた事例(25件)のサンプルは,メトヘモグロビン血症発生後1年もしくはそれ以上たってから採取されたが,いくつかの井戸はこの病気のあとに放棄されていた。」

アメリカ公衆保健協会水供給委員会(APHA, 1949〜1950)はメトヘモグロビン血症と井戸水の硝酸塩含量の関係を調査し,次のように記述している。

「本委員会は,その処理にあたって,サンプル収集時に硝酸態窒素含量が50ppm以下(220mg NO_3^-/L以下)しか含まない水と発生事例との間を関連付ける詳細な疫学的かつ技術的データをもっていなかった。しかしながら,多くの不確かなことがあるのも明らかである。たとえば,報告された症例が発生したあとで収集した水のサンプルには,同じ井戸水がその乳児に使われたときよりも低い硝酸塩濃度しか含まれていなかったなどである。」

さらに次のように書かれている。

「しかしこの疾患は報告が必要なものでないため,統計は正確なものではない。事実,低濃度の硝酸塩を含有する水と事例の発生との関連に関するデータは一般過ぎて,統計的な正確さや明確な疫学的有意性をもつには制約がある。井戸水に含まれる硝酸塩濃度で知られる変動は,利用できるデータについてもまた不確実さをもたらす。さらに付け加えて,次のこともしっかり認識されるべきである。つまり,硝酸塩が相当高い濃度の水を乳児が長い間使っていて引きおこされるいかなる悪影響についても特定の情報はないし,そこでは明白なメトヘモグロビン血症の発症もなさそうだということについてである。

したがって,現時点では乳児に与える飲料について,どれが安全でどれがそうでないのかを区分する正確な硝酸塩濃度を選定することは不可能である。」

に疑いが生ずる結果となっている。

　水質についてのデータもまた疑わしいことは，オリジナルの報告（カコミ6.2）の引用を見ても明らかである。原著者によるそのデータの質についてのコメントは，残念なことに，そのデータをその後に引用した人たちによって無視されてきた。実際，水質の統計値は，診断と同様に，法規制の基礎とするには不適当であり，また主要な報告機関であるAPHAの意見としても不適当である。

　乳児に発生する井戸水メトヘモグロビン血症の事例の大多数は，100mg NO_3^-/L以上の水に関連しているといわれているが，これは驚くべきことではない。これほどの高い硝酸塩含有率を示す水は，つねに疑いをもって見られるべきである。それは，硝酸塩濃度それ自体が理由ではない。もっと高濃度の硝酸塩濃度を含む野菜が多くある。問題なのは，このように高い硝酸塩を含む水は，下水，堆肥堆積場や家畜舎からの流出や漏出，あるいはその他の不衛生な状況による汚染に関連していることがあり得るからである。

2　食品の硝酸塩規制

(1) 野菜（ホウレンソウ，レタス）の基準

　ドイツでは1995年に生鮮ホウレンソウとレタスについて硝酸塩含有の上限値を設定し，ほかの国においても，同様な上限値の採用を計画している。このような上限は野菜中の硝酸塩に発ガンの

可能性があるという消費者の関心に反応したものである（Anon.(無署名), 1996; Gangolli et al., 1994中のJanzowski and Spiegelhalderが引用した少数意見）。

　住民の健康を守ること，また主として，国内規制により市場にゆがみが生ずることを防ぐために，EU委員会では野菜（ホウレンソウとレタス）の最大硝酸塩水準を設定する規則を確立した。1997年1月31日のEU委員会規則（EU, 1997）は，その後改正された（EU, 1999）。事例と季節によってホウレンソウとレタスの硝酸塩濃度の上限は変動し，2000～4500mg NO_3^-/kg（新鮮野菜または加工野菜中）となっている。さらに加盟国は，両野菜の硝酸塩含量を下げるため適正農業行動規範を改善する努力をしなければならないとした。

　EU以外の国においても野菜の硝酸塩は規制されている。ポーランドではきわめてきびしく，最高硝酸塩含量は250～2000mg/kgである。

　このような規制が，各国一致して足並みを揃えられれば，野菜取引の障壁を取り除くのには役立つであろうが，一方，第5章で詳しく論議したように，人間の健康に寄与するものはまったくない。

(2) 肉と魚の基準

　肉そして魚肉に硝酸塩を添加するメリットは，硝酸塩が微生物活動によって亜硝酸塩に変化し，亜硝酸塩が微生物の繁殖と腐敗を防ぐことにある。このような添加物を使う第一の目的は，ボツリヌス菌（*Clostridium botulinum*）から消費者を守る必要性か

らである。ボツリヌス菌は悪性の毒素を生成し、これによる中毒死のリスクは、きわめて現実的な健康問題である。

硝酸塩と亜硝酸塩を添加物として使用することを規定した法律は、当局者がこの目的に過剰にならず、かつ十分な量とみていることを反映している。

フランスでは、1991年12月10日の布告で魚と肉に含まれる最高硝酸塩水準を設定したが、生産物によってこの水準は61〜1460mg NO_3^-/kg の範囲で変動する。

EUでは、共同体全体として食品添加物として硝酸塩を使用する条件を採用する指令を採用した (EU, 1995a)。食品の種類により、残留する量は36〜182mg NO_3^-/kgの範囲で変動する値となっている。

アメリカ合衆国では、食品医薬品局が法律9CFR424.21.cにより、硝酸塩と亜硝酸塩を保存肉に使う場合には、「合量が亜硝酸塩200ppm(亜硝酸ナトリウムとして計算)を最終生産物中で超えないこと」(133mg NO_2^-/kgに相当)と決めている。実際には硝酸塩ではなく亜硝酸塩が貯蔵用肉に用いられている。ベーコンについては特別な規制があり、亜硝酸塩は乳幼児や小児用食品には使用できない。

(3) 離乳食品の基準

フランスでは、1976年7月1日の布告(1981年1月5日の布告で改正)によって離乳食品とそのほかの子ども用食品中の最高硝酸塩レベルを設定した。ラベルにその製品が生後3か月、またはそれ以上の乳児用と記載していないものでは、最高硝酸塩レベルは

50mg NO_3^-/kgと設定された。

1981年,ヨーロッパ小児胃腸炎栄養学会では,離乳食品の硝酸塩の上限を250mg NO_3^-/kgとすることを提案した (EU, 1995b)。

1995年,食品科学委員会 (EU, 1995b) は,数字を提起することなしに「離乳食品 (市販か家庭で調製したかにかかわらず) の硝酸塩は最低限に維持し,乳幼児では体重当たり食品摂取量が多いことを考慮して,許容日摂取量 (ADI) を超えないようにするべきである」と提言した。硝酸塩と亜硝酸塩はEUにおける乳児哺乳食に許容される食品添加物のリストに含まれていない (EU, 1995a)。

離乳食品については,慎重さは理解されるべきだし,両親は製品の健全性に信頼をもたなければならない。しかし第5章で見たように,乳児メトヘモグロビン血症の主要な原因は微生物の感染による亜硝酸塩の生成であり,「離乳食品の硝酸塩水準」は無視できるものである。アメリカ合衆国では,ある種の離乳食品中の硝酸塩濃度が以前は2200mg NO_3^-/kgに達していた (Dusdieker et al., 1994)。それにもかかわらずアメリカ合衆国でもそのほかの国でも離乳食品に起因するメトヘモグロビン血症が発生したと証明された症例はない (付録2, 177ページ)。

3 硝酸塩の許容日摂取量と参照投与量の根拠

公式機関が人間が硝酸塩にさらされる上限を勧告している。この上限は,生涯にわたって硝酸塩の露出を受けても,どのような

第6章 硝酸塩の規制は正当化できるか ―145―

健康障害も受けないことを目的に設定されている。

FAO/WHOは食品添加物に関する合同専門家委員会（JEFCA）において許容日摂取量（ADI）を勧告している。EUでも食品科学委員会（SCF）においてADIを設定しており、アメリカ合衆国では環境保護庁（EPA）がいわゆる参照投与量（RfD）を計算しており、これはADIに相当する。

ADIやRfDの決定には、通常次のようないくつかの段階を要する。

・人間あるいは動物実験結果について公刊された論文の収集
・それらの妥当性と意図した使用にかなう意義についての専門家の判定を経ること
・長期的な動物実験によるNOAEL（悪影響非観察量水準）の同定
・安全または不確実性要因の選別。通常の実用的安全ファクターは100であり、うち10は種間差異、10を個人間における感受性の差異とする。

(1) 概説と恣意的計算に導かれた基礎

◆レーマンの報告

人間に対する硝酸塩のADIは、現在、JEFCAおよびEU食品科学委員会において、いずれも1日体重1kg当たり3.7mg NO_3^- となっているが、その勧告の基礎は異なっている。

JEFCAでは1962年に初めてADIを設定し、その後、再確認されて、現在は1995年版となっている（WHO, 1962, 1974, 1995）。いずれの版においても科学的知見が見直され、最低のNOAELを

出している報告がADIの計算の基礎となっている。選ばれた報告はいずれの場合もレーマンのものである (Lehman, 1958)。

しかしこのADIを1日体重1kg当たり3.7mg NO_3^- と正当化したレーマンの報告はオリジナルでなく，調査結果に対する評価を可能にする詳細を述べたものである。その報告とは，肉製品中の硝酸塩と亜硝酸塩についての短い（3ページ）総説であり，ふたつの実験についてのきわめて簡潔な記述に過ぎない。これに準拠して，ADIが1962年以来決まっているのである。この記述についてはカコミ6.3に逐語的に示した。

◆採用されなかった長期毒性試験の結果

現在のADIは，ネズミを使った実験にもとづいている。オリジ

6.3. レーマン (1958) からの引用と，FAO/WHOが勧告した硝酸塩の基礎となった実験

硝酸塩，硝酸ナトリウムをネズミの飼料に最高10％まで数段階にわけ生涯にわたって与えた1％以上の硝酸塩で成長にやや低下が見られたほかは，この動物に悪影響は見られなかった。

2頭のイヌに飼料中2％の硝酸ナトリウムを105日および125日間与えたが，悪影響は見られず，血液中にも変調は認められなかった。ネズミの外見上と顕微鏡による病理学的調査によって，10％の飼料で飢餓衰弱があった以外，硝酸塩に起因する変化は認められず，飼料中5％またはそれ以下では形態学的差異は認められなかった。イヌでは有意な差はまったく観察されなかった。

このネズミの実験に関する短い報告の基礎となった文献は，「5. Fitzhugh, O.G. and Nelson, A.A., 未発表データ, 食品および薬品局薬学部」となっており，イヌの実験についての引用文献はない。

第6章 硝酸塩の規制は正当化できるか

ナルではイヌを使った実験も補助的に引用されている。この実験では硝酸ナトリウムの高摂取条件下におかれたネズミにいくぶん成長の低下が見られたとされている。このことからNOAELとして、食品中NaNO$_3$で1%、1日体重1kg当たり370mg NO$_3^-$ という値が得られたのである。この判断はきびしい批判を受けざるを得ない。この研究の結論である「いくぶん成長の低下が見られた」のが硝酸塩のみに関連しているのか明らかでない。何組かのネズミを使った飼養試験は、レーマンの結果がナトリウムに起因することを示唆しており、電解質の不均衡の、あるいはまた過度に塩分が多いエサのために実験動物の食欲が単になくなった結果による可能性もある (Fritsch et al., 1983)。さらにADIは「未発表データ」にもとづいており（カコミ6.3）、これらは厳密な吟味を受けていない (S. R. Dodson, FDA, Washington, DC, 2000, 私信)。したがってレーマンの報告はADIを計算するための材料として用いられるような質のものではない。

前川昭彦ら（国立衛生試験所）は、ネズミを使ってより詳細な長期毒性試験を行なっている (Maekawa et al., 1982)。この実験では2年間にわたって飼料に硝酸ナトリウムを0、2.5、5%添加し、いずれのグループもオス、メス50頭ずつのネズミを使った。試験目的は硝酸塩に発ガン性があるかどうかを明らかにすることである。しかし発ガン性は認められなかった。この結果をADIの基礎とすることはFAO/WHOのJEFCAによって拒否されたが、その理由はこれが「発ガン性試験に過ぎず、彼らの最高投与水準の、1日体重1kg当たり硝酸塩イオンで1820mgという値はNOAELとして考慮できない。というのは、完全な組織病理学的試験がなされ

ていないからである」(WHO, 1995) としている。もしこの結果が採用され，レーマンによって報告されたネズミの実験で用いたのと同じ安全係数を100として計算すると，この委員会は，ADIとして現在の値の5倍，すなわち1日体重1kg当たり18.5mg NO_3と設定してよいことになったかもしれない。

◆不適切な安全係数

EU食品科学委員会 (SCF) もまたADIを1日体重1kg当たり3.7mg NO_3と設定している (EU, 1992)。この委員会では前川らの研究を基礎として採用しているが，安全係数に通常の100に代えて恣意的な500を使っている。彼らはまた種間差安全係数として通常の10に代えて過大な50を用いている。その理由として，ネズミは人間にくらべ唾液中の硝酸塩の分泌が少なく，亜硝酸塩の生成も少ないからとしている。この過大な安全係数によって，彼らもまた伝統的なADIである1日体重1kg当たり3.7mg NO_3という値に到達したのである。

しかしウォーカーは安全係数を500とするのは不適切であり，通常の係数100を用いるべきであると示唆している (Walker, 1990)。もしそうだとすれば，ADIは1日体重1kg当たり18.5mg NO_3に増加するのである。

◆RfDの根拠もあやしい

1990年，アメリカ合衆国の環境保護庁は人間に対する硝酸塩の参照投与量 (RfD) を，乳児メトヘモグロビン血症のリスクを考慮して設定した (EPA, 1990)。その際ボッシュらとウォールトン

によるふたつの研究をもとにした（Bosch et al., 1950; Walton, 1951）。このRfDはFAO/WHOとEUによるADIの，およそ2倍の値である1日体重1kg当たり7.1mg NO$_3$とされた。すでに述べたように，この古い報告は誤解されたものである。さらに計算の論理も疑わしく，RfDは全生涯にわたるリスクに適用されると想定されている（EPA, 1990, p. VIII-1）のに，その計算に用いたデータは短期間偶発的条件にあった幼い子どもに関連したものに過ぎない。

(2) 亜硝酸塩のADIも再検討が必要

硝酸塩のADIのほかに，亜硝酸塩のADIもFAO/WHOによって設定されている。その最新の値は1995年に改定され，以前の1日当たり0.133mg NO$_2$/kg 体重の半量である，1日体重1kg当たり0.06mg NO$_2$とされた。FAO/WHO合同専門家委員会は硝酸塩のADIを新しい亜硝酸塩のADIと比較し，体内における硝酸塩/亜硝酸塩の分子比を5％と仮定して正当化しようと試みている。スペイヤース，また，ゼイルメーカーとスロップは硝酸塩のADIを設定するのにこのような計算を勧めている（Speijers, 1995; Zeilmaker and Slob, 1995）。これはネズミでは硝酸塩から亜硝酸塩への変化が少ないことから，ネズミに硝酸塩を与える毒性実験よりも，亜硝酸塩を与える実験のほうが人間に適用しやすいと判断されるからである（カコミ3. 4，52ページ）。しかし亜硝酸塩のADIは現在では再検討が必要なふたつの報告にもとづいているものである。

このふたつのうちティルらによる報告では，ネズミに与えた飲

料水の亜硝酸塩は副腎腺の一部（球状帯）に肥大がおこったと述べている（Til et al., 1988）。しかしブレーミングらはこの実験を反復し，この副腎球状帯における肥大は亜硝酸塩によっておこされたネズミの血圧変動（レニン-アンジオテンシン系の活性化による）に対する生理的適応の結果であることを見出した（Vleeming et al., 1997）。これはウォールトンらによって1999年に指摘されたように毒性影響ではない（Walton et al., 1999）。

　もうひとつの報告は，シュバールとグリュナーによるものである。彼らは2年間にわたり亜硝酸ナトリウムを含有する水をネズミに与えた（Shuval and Gruener, 1972, 1977）。彼らは亜硝酸塩濃度が200mg $NaNO_2$/Lまたはそれ以上の水を与え，無添加の対照群と比較して，心臓，肺，冠状動脈における差異を報告した。その結果，亜硝酸塩を与えたほうの一部の老齢のネズミに通常見られる冠状動脈の肥大や狭窄がなくなったように見えた。すなわちこのような変化が本質的に悪影響なのかどうか，まだ確定していないのである（EPA, 1990, p.V-14）。

　このように亜硝酸塩のADIを導きだす基礎は疑わしく，硝酸塩のADIを支持するのに用いるべきではなかった。

　さらに，硝酸塩のADIを導きだした計算の材料が科学的に疑わしいばかりでなく，デラックとデラックが結論したように，無用なものでもある（Derache and Derache, 1997）。野菜が人間にとって主要な硝酸塩の供給源であるにもかかわらず，この値は野菜がもつ硝酸塩の上限値を計算するのに使われなかった。実際，FAO/WHO委員会は，「野菜のよく知られている有用性」を留意し，「野菜からの硝酸塩の摂取を直接ADIと比較するのは不適切

であり，したがって野菜に対する硝酸塩の上限をADIから直接計算するのも不適切である」(WHO, 1995) としている。菜食主義者は，悪影響を受けることなく硝酸塩のADIを超えている。ADIは飲料水中硝酸塩の最大許容濃度の論議，食品保存剤の使用基準，硝酸塩肥料工場の作業場における最大許容濃度や大気基準に使われることはなかった。硝酸塩のADIには利点がないのである。

4 認識の教条化がもたらされた

現在，施行されている硝酸塩の使用と人間がそれにさらされることを規制するための種々の勧告，規制および法律は，名声のある団体や権威者によって発表された影響力の強い報告によって成立している。

しかしこれらの法規制の科学的根拠を吟味すると，それには科学によって支持できない深刻な欠陥があることがわかる。不幸なことに，過去50年にわたり，欠陥のある法規制が使われ続けたことにより，硝酸塩が人間の健康を害する印象をつくってきた。硝酸塩に対する法規制の大部分は，この認識を教条にまで硬化させてきた。この状況は今ふたたび芽生えてきた「硝酸塩の健康に対する効果」(第7章) の研究を阻害しているかもしれないのである。

第7章 硝酸塩の健康に対する効果

　硝酸塩の摂取が健康リスクになることを証明しようと，50年以上にわたり多くのグループによって研究が行なわれてきた。この努力により膨大な研究結果が蓄積されたが，硝酸塩のリスクは前章までに述べてきたようにどんどん小さくなっている。

　この6，7年の間にいくつかのグループが逆の疑問を探究するようになった。すなわち，硝酸塩の摂取は健康にとって有益なのではないかという疑問である。この趣旨で研究している研究者は論文の数で見るとまだ少ないが，硝酸塩の摂取を有益とする事例はますます有望に見え，かつ挑戦的でもある。その事例によると硝酸塩は感染を予防し戦うこと，高血圧，脳卒中，そのほかの心臓血管病を防ぐこと，そして胃ガンのリスクを減らす効果があるように見える。

1　さまざまな感染症を防ぐ

　この現象について現在の見識の大部分は，1994年以降にベンジャミンとダンカンのチームおよびその協力者（ロンドン大学とアバディーン大学）が行なった卓越した研究に負うものである。

(1) 口や消化器官での働き

口内および胃腸器官における食事由来の硝酸塩の抗菌効果は,第3章4（45ページ）で述べたように唾液腺から唾液内に分泌される硝酸塩と引き続きおこる亜硝酸塩の生成によるものである。この反応生成物の生理学的役割は長い間, 謎とされてきたが (L'hirondel, 1993a, 1994), 今ではほとんどが解明されている。

◆酸性条件下で殺菌物質を生成

生後6か月以上の小児や成人は, 唾液中の硝酸塩が口内で亜硝酸塩に変換される。この微生物による還元はネズミで示されたように, 舌の後方1/3にある舌乳頭間の深い溝でおこっているようである。このような溝には微生物がとくに多い (Sasaki and Matano, 1979; Duncan et al., 1995; Li et al., 1997)。歯の上や周囲に集積した歯垢には無数の微生物がおり, ここでも還元はおこっている (Bøckman and Mortensen, 私信)。

亜硝酸塩は酸性条件におかれると微生物を殺すことが昔から知られている。歯垢が歯茎の周辺に付いている口内や胃内は酸性である。断食時の胃液のpHは多くの人でおよそ2.0であり, 1.5から5.5の範囲にある (Verdu et al., 1994; Dykhuizen et al., 1996)。亜硝酸塩は酸性条件にあることが微生物に及ぼす効果を大きくする。しかし正確な分子的メカニズムはわかっていない。亜硝酸塩は酸性条件では不安定であり, 遊離の亜硝酸（HNO_2）を経て一酸化窒素に変化し, 一酸化窒素が殺菌剤となる可能性が提起されている (Benjamin et al., 1994; Duncan et al., 1995; McKnight et al., 1997a; Benjamin and McKnight, 1999)。一酸化窒素はさらに過酸化物と反応して，過酸化亜硝酸（ONOO⁻）を生成する（Pryor and Squadrito, 1995; Beckman and Koppenol, 1996; Muijsers et al., 1997）。過酸化亜硝酸はクエン酸回路にある酵素アコニターゼを不活性にするため（Hausladen and Fridovich, 1994）潜在的殺菌力をもっており，器具内で大腸菌（*Escherichia coli*）に対して毒性がある（Zhu et al., 1992; Brunelli et al., 1995）。したがって過酸化亜硝酸は亜硝酸塩から生成される殺菌剤のひとつとなる。

 以上のことから，食事に含まれる硝酸塩の抗菌剤としての効果は，間接的なものだということがわかる。硝酸塩は貯蔵庫として働いており，これから亜硝酸塩，遊離の亜硝酸，一酸化窒素，過酸化亜硝酸やそのほかの窒素酸化物が生成している。生後6か月以上の小児や成人では，硝酸塩を含んだ食品を摂取すると，血漿中硝酸塩の濃度と，唾液中の硝酸塩や亜硝酸塩濃度を高くする（第3章）のみならず，口内の一酸化窒素の生成（Duncan et al., 1995）や胃内ガスの一酸化窒素濃度を高めて（Lundberg et al., 1994; McKnight et al., 1996, 1997a）殺菌物質の生成を多くするのである。

◆口中での殺カビ効果

 酵母*Candida albicans*はpH3の酸性培地で1時間培養してもその活性が維持されるが，この培地に11.5mg/Lの亜硝酸を添加するとその一部が破壊される（Benjamin et al., 1994）。この実験の条件は口内でおこる生理的条件に近い。成人および6月齢〜1歳の小児では，食事に含む硝酸塩が酸性化された亜硝酸塩を経て，口内

での殺カビ効果，とくに*Candida albicans*に対して効果を発揮している可能性がある。

　幼い乳児，とくに新生児が口腔カンジダ症にかかりやすいことはよく知られている。この事実は，口内に硝酸塩を還元する微生物がおらず，また歯が生えていないため酸性の部位がないことに関連しているようである。また広範な病原菌に効果のある抗生物質が口腔カンジダ症の発症を助長し，投与した成人の最高2%に見られた（Dougall et al., 1995）。これら抗生物質が口内微生物フローラに影響して唾液中亜硝酸塩濃度を下げ，そのためカビに対する防御メカニズムが乱されたのである。

◆殺菌効果

　酸性化された亜硝酸塩の殺菌効果は，5種の腸内細菌に対する感受性を実験的には次に述べる順で低減させ確認された。*Yersinia enterocolitica* ＞ *Salmonella enteritidis* ＞ *Salmonella typhimurium* ＞ *Shigella sonnei* ＞ *Escherichia coli*。酸性溶液のみでは微生物は生長し続けたが，この溶液中に亜硝酸塩を添加すると，人間の腸内病原菌は殺菌された（Dykhuizen et al., 1996）。胃液中で亜硝酸塩の殺菌効果と酸性条件であることに相乗作用があり，また，亜硝酸イオンが多いほど殺菌作用は高pHでも発揮されるのである（Dykhuizen et al., 1996）。

　硝酸塩を含む食事のあとでは唾液中亜硝酸塩の濃度は増加する（付録の付表3.1，184ページ）。唾液は飲み込まれると，そこで亜硝酸塩は胃液の酸性の効果を強め，望ましからぬ細菌の増殖を防ぐ。この酸性化された亜硝酸塩の抗菌作用は，感染性胃腸炎を防

ぐのに大きな役割を果たしているようである。

　旅行者の下痢についての予備的な研究によると，ネパールやチベットのトレッキングで1日当たり125mg NO_3^- の硝酸塩を36日間飲ませたところ，排便回数の増加，腸管のぜん動回数，下腹部の苦痛などの症状を有意に減少させた(Collier and Benjamin, 1998)。この問題はさらに研究するのに値する。

　さらに，われわれは，胃腸感染症がおこると一酸化窒素の体内合成量が増加することによって，血漿中の硝酸塩濃度が著しく増加することを知っている（第4章，付表4.1と付表4.2, 188ページ）。あらゆる防御メカニズムがあるにもかかわらず，このような胃腸感染症が発生すると，硝酸塩-亜硝酸塩の防御が強化され，「ふん-口」の再感染経路に対する防御が補強されるのである(Dykhuizen et al., 1996)。成人への抗生物質による治療は逆に口腔カンジダ症にかかりやすくし，また*Salmonella*による腸感染のリスクを増加するのである (Pavia et al., 1990)。このリスクは投

7.1. 口内の硝酸塩還元菌はどのようにして抗菌作用から逃がれているか

　舌の後方1/3にある乳頭間の溝の基部に，エブナー腺の開口部がある。この腺では重炭酸塩を分泌し，局部的にpHを上げている。溝に豊富に生存する微生物である亜硝酸生成菌は，一時的な酸性化と，その結果生ずる一酸化窒素により引きおこされる損傷から，共生的適応により永続的に保護されている(Duncan et al., 1995)。エブナー腺は，硝酸塩から誘導された抗感染過程が口や消化器官において自己限定することをまぬがれさせている。この働きは，遅くとも生後6か月から一生涯連続的に働いている。

与翌月に50％も増加した（Neal et al., 1994）。

　口内では酸性化した亜硝酸塩の殺菌効果でかなりの確率で虫歯になるのが防がれている。*Streptococcus*や*Lactobacillus*属の菌など，虫歯の原因菌は酸生成病原菌である。すなわち原因菌は自分が生成した物質によってつくられた酸性条件による亜硝酸塩の殺菌効果で抑制されるのである（Duncan et al., 1997; Silva Mendes et al., 1999）。唾液の分泌が減ると虫歯になりやすいことはよく知られているが，逆に硝酸塩を子どもに多く摂取させることで虫歯から歯を守ることが可能かもしれないという仮説がある（Silva Mendez et al., 1999）。この仮説はさらに確認が必要である。

　この唾液中で酸性条件下にある亜硝酸塩の抗菌効果は，動物で（ある状況では人間でも）その明確な例を見ることができる。多くの動物が傷をなめて治すのは本能的なものであり，これにより，細菌の汚染を減らし治癒を促進している。傷をなめることによる抗菌効果は，唾液中の微生物フロラが豊富なことを考えると，いよいよ驚くべきことである（唾液中菌数は$10^7 \sim 10^8$/mL）。しかし皮膚の表面は酸性であり，傷をなめることで塗布された唾液中の亜硝酸塩がこの奇妙な効果に寄与しているのかもしれない（Benjamin et al., 1997）。

　このように食事に起源がある硝酸塩は有益であり，胃腸炎感染に対して特別なリスクをもつ免疫不全症の人や難民（McKnight et al., 1999）のみならず，一般の小児や成人に対しても重要な治癒の役割を果たしている可能性がある。

(2) そのほかの器官での抗菌効果

硝酸塩は，口内や消化器官以外の部位においても，亜硝酸塩が酸性化することで間接的抗感染効果を発揮している。

◆皮膚上で

汗腺から分泌される汗には硝酸塩と亜硝酸塩が含まれており，平均濃度はそれぞれ2.5mg NO_3^-/Lと0.15mg NO_2^-/Lである（表4.1，57ページ）。皮膚にいる共生微生物，たとえば*Staphylococcus epidermidis*や*Staphylococcus aureus*は硝酸還元酵素をもっており，硝酸塩を亜硝酸塩に還元することができる。正常の皮膚pHは5〜6.5の間の弱酸性である（Weller et al., 1996）。

皮膚表面の条件は，このように酸性化亜硝酸塩が抗感染の役割を果たすのに適している。この効果については，器具内実験でいくつかの共生微生物と病原菌で実証され（Weller et al., 1997），また生体実験で水虫（足白癬）に対する3％硝酸カリウムを含むクリーム（Weller et al., 1998），あるいは火傷の傷に対する2.2％硝酸セリウムを含むクリーム（Rosenkranz, 1979）の塗布で確認された。

硝酸塩は，カビやそのほかの病原菌に対する防御に関して生体内でも寄与しているかもしれない（Weller et al., 1996; Benjamin and Dykhuizen, 1999）。ただしこの仮説についてはさらに試験が必要である。

◆呼吸器官で

健康な成人の気管内分泌物には硝酸塩が含まれ，その平均濃度は8.9mg NO_3^-/Lである（表4.1，57ページ）。感染状況は低pHに関連している可能性がありうる（Robbins and Rennard, 1997）。したがって気道表面の粘液が気管支感染症を防ぐのに貢献しうることを十分に想定される。硝酸塩は亜硝酸塩に還元されたあと，そのほかの気管支防御システムとともに，呼吸のために繰り返し，いやでも吸入せざるを得ない細菌から気管支下部を滅菌の状態に保つ役割をごくふつうに果たしている可能性があるのである。

◆下部尿管で

尿は通常滅菌状態である。尿管の感染症を引きおこす細菌のうちのあるものは，感染が十分重症な場合，尿中の硝酸塩を亜硝酸塩に変えることができる。しかし感染した尿はしばしばアルカリ性であり，このような条件では尿中の亜硝酸塩は，抗菌効果をもたない。尿を酸性化する治療，たとえばビタミンCや塩化アンモニウムの摂取は，下部尿管の感染を防御することができる。亜硝酸生成菌は，次いで亜硝酸塩の酸性化により自ら死滅することが指摘されている（Lundberg et al., 1997）。

◆抗ウイルス効果の可能性も

最近，一酸化窒素がいくつかのウイルス属（HIVを含む）に対して抗ウイルス効果をもつことが明らかになった。一酸化窒素は，ウイルスとその宿主の両者でS-ニトロソタンパク質をつくり，それによってウイルスの増殖を阻害する。この問題についてはコロ

サンティらが総説を書いている (Colosanti et al., 1999)。

硝酸塩の摂取は血液中のS-ニトロソタンパク質の生成を促進させることから（第7章2），硝酸塩がウイルス感染に対して防御の役割を果たすのに寄与している可能性については，今後の探究を求めている。

2 高血圧や心臓血管病を防ぐ可能性がある

第5章で述べたように，モートンはコロラド州において飲料水中の硝酸塩濃度と高血圧による死亡率，発生度に正の統計的相関があることを報告し (Morton, 1971a, b)，またマルバーグらは飲料水中の硝酸塩を摂取した被験者に高血圧の早期発生を認めた (Malberg et al., 1978)。モートンは，提起した統計的関連が，「さらなる調査をするための基礎として役立つ有望なものであり，ここで引用した相関係数はほかの調査により確認されるか，間違いと決まるまでは，高く評価してはならない」とコメントしている。このような調査はその後なされ，モートンが報告した結果と矛盾するものとなった。

イギリスの地域心臓研究では，心臓血管病による死亡率の地理学的分布と水質の役割について報告している (Pocock et al., 1980)。この報告によると，死亡率と供給水中の硝酸濃度の間には反比例の関係があった。すなわち，硝酸塩が心臓血管病を防いでいるように見えたのである。

そのほかの観察も，この観点を支持する傾向がある。第6章で論議したように，シュバールとグリュナーは亜硝酸塩（660～

2000mg NO_2^-/L)や硝酸塩（1460mg NO_3^-/L）を含有する水を18か月間ネズミに飲ませ，心臓冠動脈の様子を観察した（Shuval and Gruener, 1972, 1977）。対照群のネズミの多くはその血管がある程度肥厚し，しばしば著しく肥大して血管が狭くなっていた。これと対照的に，亜硝酸塩や硝酸塩を摂取したネズミの冠動脈は細く，しかも拡張した。このようなことは年齢の高いネズミで通常見られなかった。この結果の解釈ははっきりしていないが，亜硝酸塩および硝酸塩の両者ともが動脈硬化に対して防御的に見えるこの観察は示唆的である。

さらに数多くの研究で野菜や果物を多く摂ることが脳梗塞を減少させることを示しており，これよりやや相関は低いが心臓冠動脈病の発生を減少させているように見える（Ness and Powles, 1997）。ベイリンはこの問題についての総説で，野菜や果物の多い食事は高血圧を防いでいると結論した（Beilin, 1994）。

菜食主義者の食事の有用な効果は，一般に不飽和脂肪酸が多く飽和脂肪酸が少ないこと，カリウム，セレンおよび亜鉛，あるいはカロテンといった抗酸化物の摂取量が多いことや，生活スタイルの差異にあるといわれている。これらの要因を否定するものではないが，野菜の消費が多いことによる硝酸塩摂取量の多さも，その要因のひとつになりうるのである。

硝酸塩の一部が亜硝酸塩に還元され，次いで一酸化窒素の前駆体として作用し，生成したNOが血圧を下げる（第3章）ということをクラッセンらが提起し，ハースらによってさらに詳細に詰められた（Classen et al., 1990; Haas et al., 1999）。彼らの提起は，ネズミに亜硝酸塩を添加した飲料水を与えたところ血圧が下がった

という動物実験で支持された。

しかし人間の唾液中や胃液中の亜硝酸塩濃度は，クラッセンらがこれらの実験で用いた亜硝酸塩の投与量に比較するときわめて低いものである。硝酸塩が心臓血管系に有用な効果を及ぼすより納得しやすいメカニズムはマクナイトらによって提起されている。それは亜硝酸塩が胃中で一酸化窒素に分解され，これが全身性S-ニトロソチオールの生成に寄与しうるというのである(Mcknight et al., 1999)。これら化合物はNOの自然の運搬体であり（第3章），また血小板の凝固阻害剤でもありうるため，血栓生成を防ぐことが知られている(Catani et al., 1998)。彼らの示唆は，硝酸塩を経口的に摂取させた（KNO_3を124mg NO_3^-与えた）ところ，実際に血小板の凝固が阻げられた実験で支持された(McKnight et al., 1997b, 1999)。さらにベックマンらは3名のボランティアに一度に硝酸塩を許容日摂取量（ADI）に相当する200mg NO_3^-（KNO_3で）与えて，血液中のS-ニトロソチオール類の量が急速に増加したことを実証した（個人差はあるが，平均して60％増）。この効果は，投与したあと1日間継続した(Bøckman et al., 1999)。

このように，食品と飲料水中の硝酸塩は，血液中のS-ニトロソチオール類の含量を高めることによって実際に喫煙と高血圧のリスクを減少させ(Forte et al., 1997)，そのほかの一酸化窒素によって調節されている身体機能に影響することがあるようである。

マクナイトらやベックマンらの研究は小規模の先行的な試験であり，より広範な調査指針をつくるうえで主として役立つものである。したがって硝酸塩が心臓血管病に対して防御的な効果をも

つか，また提起されたメカニズムに関しても確かな結論を出すことは，現在のところはまだできない。しかしこの問題については今後の研究で活発に追求されることが望まれる。というのは高血圧，脳梗塞やそのほかの心臓血管病は先進国において最重要な病気であり，最大の死亡原因であるからである。

3 胃ガンや潰瘍も減らせるかもしれない

(1) 世界的な胃ガンの減少

1960〜1985年の間の20年以上にわたって，食事に含まれる硝酸塩が胃ガンの進展のリスクに関連しているかもしれないと考えられていた。しかし第5章2（100ページ）で述べたとおり，硝酸塩がニトロソアミンの生成によってガンを誘導するという仮説はほとんど弱いものとなっている。1985年にWHO，1990年にアメリカ環境保護庁（EPA），また1995年にEU食品科学委員会はそれぞれ，外因性の硝酸塩露出と人間のガンとの間に積極的な関連性はないことに言及した。

◆**胃ガンの発生とは負の相関**

現在話題になっているのは，逆に，硝酸塩には抗ガン性という望むべき特性があるのではないかということである。この方向を目指して，いくつかの研究がある。

硝酸塩がネズミに対して何らかの発ガン特性があるかを明らかにするために，前川ら（国立衛生試験所）は300頭のネズミに

2.5％および5％硝酸ナトリウムを含むエサ（日経口投与量として200と460mg NO_3^- に相当）を2年間にわたって与えた（Maekawa, 1982）。彼らは睾丸，乳腺，下垂体腺，副腎腺，肝臓，甲状腺，子宮などどのような部位でも，ガンの発生の増加を認めることはできなかった。その逆に，「実験動物においては造血器官における腫瘍（そのほとんどは，単核細胞白血病に限定される）の発生は有意に減少した。対照グループでは32％に見られたのに対して，処理グループでは2％で発生したのみであった」のである。

過去20年間において，11例の疫学調査，6例の地理的な相関研究，そして5例の事例‐制御研究において，人間に対して硝酸塩の摂取と胃ガンの発生との間には負の相関があると結論している（付録5の付表5.1, 194ページ，付表5.3, 197ページ）。

さらに数多くの研究で，野菜と果物の消費を増やすことがほとんどの地域でガンのリスクを減らすことと，首尾一貫して（普遍的ではないとしても）関連していることが示されている。この関連は上皮ガンでもっとも著しいものがある。世界的な胃ガンの減少は，この食事の改善効果がその一端を担っているかもしれない（Kono and Hirohata, 1996）。すなわち17例の事例‐制御研究のうち15例では野菜と果物を多く摂ることが胃ガンの発生を減らすことを認めている（Steinmetz and Potter, 1991a）。

このような野菜や果物を摂ることが有益な効果は，多くの抗ガン性物質，たとえばカロテノイド類，ビタミンCやE，セレン，食物繊維，ジチオールチオン類，グルコシノラート類やインドール類，イソチオシアン酸類などに起因する（Steinmetz and Potter, 1991b）。これらの要因のひとつ，あるいはいくつかの効果

の蓋然性を否定するわけではないが、野菜の消費が増加することによって硝酸塩の摂取が増加することも要因のひとつとなりうる。

◆ピロリ菌の抑制

今日、ピロリ菌（*Helicobacter pylori*）がとくに注目されている。この細菌は人間の胃上皮組織表面を覆う粘膜に棲んでおり、胃の炎症、潰瘍、およびガン発生において大きな役割を果していると考えられている。この菌は薬剤による潰瘍を除きほとんどの潰瘍の原因となっているようだ。1994年、ガン研究国際機関（WHO）はピロリ菌をクラス1の発ガン物質と宣言したが、クラス1は「もっとも危険」と格付けされるものである（Blaser, 1996）。

ディクイゼンらはピロリ菌が器具内で酸化された亜硝酸塩に感受性が高いことを示し（Dykhuizen et al., 1998）、また、粘膜層が無傷な未撹乱生検査試料においても感受性があった（Fraser et al., 未発表）。ピロリ菌の代謝に対する一酸化窒素の影響を調べた研究によると、一酸化窒素はピロリ菌のなかや周辺にある過酸化物ラジカルに捕集され、過酸化ニトリルを生成すること、この細胞毒代謝物はピロリ菌の呼吸を非可逆的に阻害することを示唆している（Nagata et al., 1998; Shiotani et al., 1999）。

ピロリ菌感染や胃ガンの発生は合衆国や西ヨーロッパでは減少している（Cave, 1996）が、一方、野菜の消費による硝酸塩の摂取量は増え、衛生もよくなっている。マクナイトらが指摘するように、「疑いもなく胃ガンの原因には多くの要因があるが、硝酸塩がピロリ菌を抑制することによって、有害というよりは防御的

な役割をもっていることはあり得る」(Mcknight et al., 1999) ことである。

この問題について決定的な見解を出すことはまだ早すぎる。食品や飲料水中の硝酸塩の抗ガン性の可能性は追究すべきテーマである。この重要な課題について、正確な答えを出すにはさらなる研究を要する。

(2) 胃潰瘍への有益な効果

胃における一酸化窒素の合成は、腸-唾液間の循環によって得られるものであるが、胃の平滑筋と胃粘膜に対しても有益な効果があるかもしれない。

胃の適応弛緩は、胃内圧力のわずかな増加に反応した底部の活発な拡張である。この生理的反応は摂取した液体や食べ物を収容するためのものであるが、一酸化窒素によって調節されていることが知られている (Desai et al., 1991)。さらにネズミでは、食事中に通常存在する量の硝酸塩が満腹感を弱める働きをしている (Rouzade et al., 1999)。

胃での一酸化窒素の合成がまた胃粘膜の流動性（ヘモダイナミクイス）を昂進させ、ストレスや塩酸によって引きおこされる潰瘍を防いでいることは、ネズミを使ったいくつかの実験で示されている (Pique et al., 1989; Kitagawa et al., 1990; Ogle and Qiu, 1993; Lamarque et al., 1996)。人間では、次硝酸ビスマスを二重経口治療（オメプラゾール＋アモキシシリン）に加えると、二重経口治療のみに比較してピロリ菌の根絶を強め、消化性潰瘍の治癒を助けた（100％対57％）。これは次硝酸塩からの一酸化窒素の放

出によっている可能性がある (Carvalho et al., 1998)。

　硝酸塩を食事から摂取すると胃での一酸化窒素の化学合成を助け，胃の平滑筋を弛緩し，また胃粘膜を保護することによって有益な効果を果たしているのである。

4　結　論

　食事由来の硝酸塩の有益性についての研究は最近のものであるが，すでにきわめて有望である (Addiscott, 2000; Addiscott and Benjamin, 2000; L'hirondel, 2000; Pennisi, 2000)。近い将来さらに進歩させなければならない。胃腸器官の生理的過程をよりよく理解することによって，感染性消化器病，心臓血管病およびガンの分野における見込みは有望である。

7.2. 硝酸塩のもっとも適切な日摂取量はどれだけか

　硝酸塩の摂取が適度な効果をもたらすための最適な日摂取量がどれくらいかということは，まだわかっていない。この問題の研究は実りあるものになるはずである。一方，硝酸塩を含む生理的活性物質を薬品として，投薬や経過観察についてアドバイスなしに自分で投与することはお勧めできない。有益な効果であっても，「よいものは多いほどよい」というものではない。この指標は，知識のさらなる進歩によってもたらされるべきである。

第8章　総括および結論

1. 硝酸塩は植物に対する主要な窒素源であり，生命の基礎である。
2. 硝酸塩はさまざまな病気に対する薬品として使われた長い歴史がある。今日ではもっているとされた薬効，あるいは意図された目的について疑われているかもしれない。しかし長い間使われてきたということは，この製品が無害であったことを示唆するものである。
3. 硝酸塩は人間の代謝産物のひとつ，一酸化窒素生成系列の最終産物であり，一酸化窒素は人間と動物の生命に必須な代謝過程を促進し，制御している。また硝酸塩は動物体内において数億年前から存在していたにちがいない。
4. 過去50年以上にわたり，硝酸塩は，まれにおこるがときに致死的になる井戸水メトヘモグロビン血症の原因物質としておそれられてきた。これにより乳児に食品や飲み物として与える水の硝酸塩含量を制限する厳密な規制法が制定された。しかしこれらの規制法は古く，しかも誤った疫学調査に基礎をおいている。西ヨーロッパやアメリカ合衆国で井戸水メトヘモグロビン血症が見られなくなったのは，硝酸塩基準に合致したというより，肉眼的にも不衛生な井戸を排除したことによるほうが大き

いと思われる。肉眼的に不衛生な井戸に関連したメトヘモグロビン血症の事例は，今でも東ヨーロッパで発生している。
5. 微生物汚染を制御した公共飲料水，および開封前に殺菌してある市販の離乳食品は，たとえ硝酸塩含量が高い場合でも，乳児メトヘモグロビン血症に関しては安全である。
6. 発ガン性のN-ニトロソアミンの生成により，理論として硝酸塩摂取とガンは関係づけられている。しかし疫学的調査によるとこの関連は確認することはできず，むしろ抗ガン性の可能性を示している。
7. WHO，アメリカ合衆国およびEUによる飲料水と食品中の硝酸塩の規制法は，科学によっては支持されない。再吟味されるべきである。

　本書のような総説を書く利益のひとつは，今の知識と研究に立ち向かわせている問題との間のギャップをその研究者に見抜かせることである。硝酸塩と健康との問題は，終わったのではない。古くてしかも証拠のない仮説と，恐怖を一掃すれば，今後のさらなる進歩のための分野が開かれる。

　主要な挑戦は，硝酸塩が感染症，ガン，心臓血管病の防御に及ぼす有用効果を明らかにし，探究することである。硝酸塩摂取が血液中のニトロソチオール含量を増加させるという発見は，現在行なわれている一酸化窒素についての膨大な研究と硝酸塩を結びつけ，硝酸塩の効果を有用とするメカニズムを提供するものである。その効果には，第7章で論議したような効果もある。

　さらに研究を要する問題には，次のようなものがある。

第8章 総括および結論

- 硝酸塩は人間の体内のどこで,どのように代謝されるのか。硝酸塩は体内(たとえば肝臓)で有意なほど代謝されるが,どんな働きがあるのか。あるいは大腸で微生物によって代謝されるのか。硝酸塩は大腸の微生物の栄養,あるいは活動に,どのような役割をしているのか。唾液腺は血漿から硝酸塩を活発に濃縮する唯一の器官なのか。
- 一酸化窒素と硝酸塩の生成が増える病気の場合,どこでこれらが生成するのか。感染した器官(たとえば腸炎の場合の腸)だけなのか,それとも全身でなのか。どの細胞が関与しているのか。
- 一酸化窒素の生成が増加するとき,たとえば感染性腸炎,慢性関節炎や運動などには,NOCsやニトロソチオール類の生産も増加するのか。
- 生理学の進歩はよい実験動物モデルによって助けられている。このような硝酸塩研究モデルの強さと限界について,とくに齧歯動物について,明らかにすることが必要である。

結論としては,硝酸塩の歴史は,50年以上も続いた世界的規模での科学の誤りである。今こそこの遺憾な,そして高くついた誤解を正すときである。

付録1　換算係数および換算表

さまざまな単位で表わされた硝酸塩に対する換算係数

　硝酸塩濃度を表現するために用いられている単位は，化学者でない人にとっては混乱しやすいように思われる。そこで簡単に説明する。

　ヨーロッパでは硝酸塩濃度は，通常mg NO_3^- L^{-1}（本書ではmg NO_3^-/L），またはmg NO_3^- kg^{-1}（mg NO_3^-/kg）で表わされている。これは自明のことに思われるが，硝酸イオン（NO_3^-，陰イオン）は逆の電荷をもつ対イオン（陽イオン），たとえばナトリウムイオン（Na^+），カリウムイオン（K^+），アンモニウムイオン（NH_4^+）などがなければ存在しない。反対の電荷をもつふたつのイオンは塩をつくるが，その実体はすべてなじみのものである。たとえば硝酸ナトリウム（$NaNO_3$）はチリ硝石ともいわれ，肥料となっている。したがって食品や水試料中の硝酸塩濃度は，硝酸イオンとしてmg NO_3^- L^{-1}（mg NO_3^- kg^{-1}）または硝酸塩を含む塩として，たとえば$NaNO_3$の濃度として表わされる。

　表現法がちがう硝酸塩濃度間の換算係数は，原子量または分子量（訳注：イオンなので正確には式量）にもとづいている。原子量は相対的な原子の質量であり，酸素は16，窒素は14である。し

付表1.1　硝酸塩関連物質の原子量，分子量

N: 14	O: 16	
NO_2^-: 46	NO_3^-: 62	
$NaNO_3$: 85	KNO_3: 101	NH_4NO_3: 80

たがって硝酸イオン（NO_3^-）の分子構成は，この原子の相対スケールでは〔$14 + (16 \times 3) = 62$〕の重さをもっている。これが硝酸イオンの分子量（式量）である。同様に硝酸ナトリウム（$NaNO_3$）は，ナトリウムの原子量は23なので，分子量は（$23 + 62 = 85$）である。したがって $1 \times 85/62 = 1.37$mg $NaNO_3$ は，1mg NO_3^- を含有することになり，1mg NO_3^- の量は1.37mg $NaNO_3$ と表現することができる。これが1mg NO_3^- を含有するチリ硝石の量である。

窒素は形態変化をすることができ，たとえばそれぞれ分子量が62と46である硝酸イオン（NO_3^-）と亜硝酸イオン（NO_2^-）の間で変化する。このような変化の際に分子中の原子構成が変わるので分子種の相対的質量は変化するが，窒素原子の相対的量は変わらない。したがって1mgの硝酸イオンが還元されると $1 \times 46/62 = 0.74$mg の亜硝酸イオンとなるが，窒素原子の量は変わらず $1 \times 14/62 = 0.226$mg である。このため硝酸イオン濃度はしばしば（とくに合衆国で目立つ）硝酸イオンの量ではなく硝酸イオン中の窒素の量（硝酸態窒素またはNO_3-N）として表わされる。すなわち1mg NO_3-N は $1 \times 62/14 = 4.43$mg NO_3^- と当量である。

物質の量はまたモル（mol）で表現することができる。1モルはその物質の分子量に対応する質量（グラム数）である。すなわち硝酸イオンでは62gである。1モルは実用とするには大きな量であ

るため,習慣的にミリモル(mmol)がその代わりに用いられている。1mmol = 1/1000molであり,1mmol硝酸イオンは62mg NO_3^- である。したがって飲料水中の硝酸塩濃度の規制値は,次のように異なった表現ができるが,同じ当量である。

$$50\text{mg } NO_3^-/L = 11.3\text{mg } NO_3^--N/L$$
$$= 0.81\text{mmol } NO_3^-/L$$
$$= 68.5\text{mg } NaNO_3/L$$

関連する原子/分子量は付表1.1に示した。また硝酸塩測定時に用いられる単位間の換算係数は付表1.2に示した。

血液中のメトヘモグロビン量を表現する通常の方法は,全ヘモグロビン中におけるメトヘモグロビンの形態で存在するヘモグロビンの相対的な量で報告するものである。本書でもこの単位が用

付表1.2 硝酸塩の測定単位の換算表

元の量(mg)	×係数	得られる硝酸塩
NO_3^--N	4.43	mg NO_3^-
NO_3^--N	6.07	mg $NaNO_3$
NO_3^--N	0.0714	mmol
NO_3^-	0.23	mg NO_3^--N
NO_3^-	1.37	mg $NaNO_3$
NO_3^-	0.01613	mmol
$NaNO_3$	0.165	mg NO_3^--N
$NaNO_3$	0.73	mg NO_3^-
$NaNO_3$	0.01176	mmol
mmol NO_3^-	14	mg NO_3^--N
mmol NO_3^-	62	mg NO_3^-
mmol NO_3^-	85	mg $NaNO_3$

いられた。

　しかし古い臨床報告書のあるものでは，存在するメトヘモグロビン量の絶対量，血液100mL中のメトヘモグロビンのg数で報告してあることがある。幼い乳児の平均ヘモグロビン濃度は14g/100mL（範囲7.4〜20.6；Diem, 1963）であるから，絶対量から相対量へのおおよその換算には次の式を用いるとよい。

$$\frac{\text{メトヘモグロビン含量}(g/100\ mL)}{14.0} \times 100 = \text{メトヘモグロビン濃度}(\%)$$

付録2 食品に用いられる硝酸塩の起源

　硝酸塩は保存用肉製品（ハム・ソーセージなど）や魚の保存用の添加物として使われている。これは人間の硝酸塩摂取のごく一部にしか過ぎず，アメリカ合衆国（NAS, 1981）とイギリス（MAFF, 1987）の推定では全硝酸塩摂取量中の2〜2.5％である。

　外部起源の硝酸塩の主要なものは野菜と飲料水からであるが，その推定値は国によっていくらか異なっている（付表2.1）。

　この野菜と飲料水ごとの寄与度は飲料水中硝酸塩濃度に依存している（付表2.2）。

　水中の硝酸塩濃度が50mg NO_3^-/L以下の場合には，全硝酸塩摂取量に寄与している主要なものは野菜である。しかし飲料水中の硝酸塩濃度が，イギリス王立環境汚染委員会の推定（OECD, 1986）

付表2.1　人間の硝酸塩摂取量における野菜と飲料水の相対的寄与度（％）

国	野菜(％)	水(％)	水中平均濃度 (mg NO_3^-/L)	文献
アメリカ合衆国	87	2.6	2	NAS(1981)
イギリス	60	15〜25	10〜20	MAFF(1987)
フランス	78	22	15	Diagonale des Nitrates(1991)

付表2.2 飲料水中の硝酸塩濃度と全摂取量に占める割合の推定

A		B	
硝酸塩濃度 (mg NO$_3^-$/L)	全摂取量中の寄与度（%）	硝酸塩濃度 (mg NO$_3^-$/L)	全摂取量中の寄与度（%）
0	0	0	0
10	20	1～50	21
50	55	51～100	45
75	65	101～150	48
100	71	151～200	63
150	79	200以上	69

A：イギリス王立環境汚染委員会（OECD, 1986）による推定
B：Caygill et al. (1986) による推定

によると50mg NO$_3^-$/L以上，あるいはケイギルらの推定（Caygill et al., 1986）によると150mg NO$_3^-$/L以上になると水が単独の主要な寄与者となる。

野菜中の硝酸塩濃度は，種属，成熟度，窒素施用（肥料および家畜ふん尿）および日光の強度によって大きく変動する。
・北ヨーロッパでは，アンティチョーク，エンドウマメ，トマトなどの作物中硝酸塩水準は低い（100mg NO$_3^-$/kg以下）が，キャベツ，ニンジン，フランスマメ，ジャガイモでは中程度（100～1000mg NO$_3^-$/kg），ビート根，ホウレンソウ，レタスは高濃度（1001mg NO$_3^-$/kg以上）になることがある。(付表2.3)
・成熟してくると，レタスのような野菜では数日前よりも硝酸塩濃度が低くなる。
・家畜ふん尿や肥料を多量施用すると植物中硝酸塩濃度は高くな

付表2.3 フランスの野菜中硝酸塩含量

(Diagonale des Nitrates, 1991)

		含量 (mg NO$_3^-$/kg 新鮮物中)	
		平均値	範囲
野菜	アーティチョーク	21	16 ～ 26
	オーベルジン	215	79 ～ 350
	ビート	2450	1350 ～ 3290
	ビート根	1900	780 ～ 2310
	キャベツ	380	90 ～ 645
	ニンジン	154	22 ～ 885
	セロリアック	870	85 ～ 3490
	コールゲット	600	178 ～ 1290
	フランスマメ	265	36 ～ 609
	タマネギ	161	53 ～ 226
	パセリ	1200	130 ～ 3240
	エンドウマメ	13	4 ～ 18
	ジャガイモ	152	26 ～ 462
	カブ	1510	1430 ～ 2600
	ホウレンソウ	1870	1141 ～ 2600
	トマト	26	2 ～ 52
	ターニップ	2870	2030 ～ 3721
サラダ野菜	エンダイブ	562	116 ～ 1350
	レタス	1180	224 ～ 2433
	ウオータークレス	1230	850 ～ 2300
	ウェブレタス	2716	2713 ～ 2720

キャベツ，フランスマメ，ニンジン，ホウレンソウなどの野菜は10～15分間煮沸すると硝酸塩含量は著しく低下し，しばしば半分以下になる (Astier-Dumas, 1976; Greenwood and Hunt, 1986)

る。しかし相関はさほど高いものでなく，またつねにそうなる
ものでもない（Greenwood and Hunt, 1986; Emmett and Son
Ltd, 1998）。
・日光は野菜中硝酸塩濃度に決定的な影響を与える主要な要因の
ひとつである。光の強さと野菜中の硝酸塩濃度の間には負の相
関がある。イギリスで示されているように，ホウレンソウの新
鮮な葉中の硝酸塩濃度は1日の間に相当な変動があり，照度水
準や採取時期に依存している。朝には光合成がふたたび始まり
硝酸塩は葉中で代謝される。夜間には硝酸塩は葉組織内に蓄積
する。したがってたとえば8月のホウレンソウ新鮮葉中の硝酸
塩は午前8時から午後3時の間に半分にも低下し，その後翌朝に
かけてふたたび著しく増加する（Emmett and Son Ltd, 1998）。
さらにスーパーマーケットに並ぶ野菜のうち，日当たりのよい，
たとえばギリシャ産の野菜中の硝酸塩水準は，あまり日の当た
らない北ヨーロッパ産の野菜中に比較しておよそ半分である
（Diagonale des Nitrates, 1991; Bonell, 1995; Schuddeboom, 1995;
Fytianos and Zarogiannis, 1999）。

　野菜を含有するベビー食品の硝酸塩含量についても考えておく
ことは価値がある。ヨーロッパ共同体委員会では生後4か月以下
のベビー食品には野菜を入れるべきでないと指示した（EU, 1983,
1991a）が，ダスディーカーらが指摘したように，多くの乳児は
生後2か月になったところでベビー食品を与えられている
（Dusdieker et al., 1994）。1993年のEU加盟国から採取した2000個
以上のベビー食品試料をチェックした公式規制プログラムにおい

付表2.4 合衆国で市販されているベビー食品中の硝酸塩含量

(Dusdieker et al., 1994)

ベビー食品	平均硝酸塩 (mg NO_3^-/kg)	瓶中の平均硝酸塩量 (mg NO_3^-)[a]	最大汚染飲料水の相当量 (L)[b]
ニンジン	140	15.8	0.35
ホウレンソウ	150	16.9	0.38
カボチャ	170	19.2	0.43
ミドリマメ	280	31.6	0.71
ビート根	2200	248.6	5.5

a 食品の瓶(113 g)当たりの量
b 113 g 瓶中硝酸塩に相当する最大汚染水準(44.3 mg NO_3^-/kg)の飲料水の量

て,いずれの加盟国においても最高平均濃度は120mg NO_3^-/kgであった(EU, 1995b)。1994年のアメリカでの研究によると,アイオア州で市販ベビー食品の瓶中の硝酸塩濃度を測定したところ,ニンジン,ホウレンソウ,カボチャ,ミドリマメが含まれると,濃度は高く平均硝酸塩濃度は140~280mg NO_3^-/kgであり,瓶中にビート根が含まれると,きわめて高くなり平均硝酸塩濃度は2200mg NO_3^-/kgにもなった。ビート根を含むものを一瓶113g摂取すると乳児は,アメリカの規制値である44.3mg NO_3^-/kgの飲料水を5.5L飲んだときと同量の硝酸塩を摂取することになる(Dusdieker et al., 1994;付表2.4)。1970年にアメリカ小児科学会栄養委員会が次のように述べていることを想起するのは元気づけられることである。

「3億5000万個以上の缶詰ホウレンソウやビートが過去20年にアメリカ合衆国とカナダで使われてきたが,その間メトヘモグロ

ビン血症と証明された症例はおきていない。」(Filer et al., 1970)。

> ### 付録2. 1. 「有機農業」からの野菜中の硝酸塩
> 「有機農業」を実行している農家は化学肥料や農薬をその原理として拒否する。その作物が必要とする窒素は飼料用マメ科植物（たとえばクローバー）を栽培して生物的窒素固定をし、散布する家畜ふん尿を確保することで得ている。しかし実際上、家畜ふん尿の供給量は不足している（フランスの場合）。したがって「有機的に栽培」された作物は全般的に窒素が不足しており、慣行栽培の農産物に比較して収量が低い。この窒素不足によって有機生産野菜中で硝酸塩濃度が低くなっていることが予期されるかもしれない。しかし野菜中の硝酸塩濃度は変動が大きく、濃度は窒素の供給量以外にも多くの要因によって影響される。したがって、有機栽培野菜と慣行栽培野菜の間に硝酸塩濃度の系統的な差はない（MAFF, 1992; Tassin and Michels, 1992; Maleysson and Michels, 1993; Lægreid et al.,1999）。

付録3 健康な成人に経口投与した硝酸塩の動態

　付表3.1および付表3.2には血漿や唾液，胃液中の平均硝酸塩濃度と経口的に硝酸塩を投与したときの唾液と胃液中の平均亜硝酸塩濃度を示した。

・コータスとワキッド，エレンらの研究における被験者では血漿硝酸塩水準がきわめて高かった。前者の研究において5被験者の誰も，また後者の被験者では12例中10例で不快さを経験しなかった。後者の研究では1被験者では摂取7時間後に下痢をし，あとの1例では摂取20分後に吐いた（Cortas and Wakid, 1991; Ellen et al., 1982a)。

・抗菌成分を含むうがい薬液は口中の虫歯の穴での硝酸塩から亜硝酸塩への還元を抑制する効果がある。0.2%クロルヘキシジンを含むうがい薬液で処理した被験者では硝酸塩負荷を235mgとしても唾液中亜硝酸塩濃度は1.3mg/Lを超えることはなかった（van Maanen et al., 1996)。

付表3.1 健康な成人の血漿，唾液中の平均硝酸塩濃度，お

投与後時間(分)	血漿中硝酸塩水準 (x mg 硝酸塩投与後)						
x 文献	124 (1)	124 (2)	217 (3)	305 (4)	452 (5)	2000 (6)	7100 (7)
0	1.1	1.5	1.8	1.8	2.3	2.3	
5				6.8			
10		3		9.9	15.7	57.5	
15				13.6			
20	7.4	4.8			23.4	96	
30				17			
40	8	5.1			25.9	112	
45				19			
60	7.5	4.6	10.5	17	23	96	230
120	6.8	3.5		16	19.9	90	250
180	6.2		8.6	11	17.4	83	240
240					15		200
300				10	12.6		
360			6.2	10	11.2		140
480				10	9.7		100
1440			2.4	3.9	3.8		
1500				1.8			

(1) McKnight et al. (1997a)，男6名，女4名，年齢範囲21〜43歳
(2) Mowat et al. (1999)，被験者20名，ほとんど女，年齢範囲20〜47歳
(3) Wagner et al. (1983a)，被験者12名，男9名，女3名，年齢範囲19〜28歳
(4) Jungersten et al. (1996)，被験者8名，男4名，女4名，年齢範囲30〜34歳
(5) Kortboyer et al. (1995)，被験者8名，男4名，女4名，年齢範囲21〜26歳
(6) Cortas and Wakid (1991)，被験者5名，男2名，女3名
(7) Ellen et al. (1982a)，被験者12名，男4名，女8名，年齢範囲21〜27歳

よび経口的に硝酸塩を投与したあとの唾液中の亜硝酸塩濃度

(単位は mg NO$_3^-$/L および mg NO$_2^-$/L)

唾液中硝酸塩水準 (x mg 硝酸塩投与後)				唾液中亜硝酸塩水準 (x mg 硝酸塩投与後)				
124 (1)	217 (3)	452 (5)	2000 (6)	124 (1)	124 (2)	217 (3)	452 (5)	2000 (6)
5.7	12.4	9.5	1.4	2.4	2	4.1	5.5	2.3
			400		7			147
96		373	880	35	11.5		30	160
	142					24		
96		433	930	35	12		43	130
96	155	433	940	30	11	22	46	130
71	142	375		22	10	24	40	
59	120	360	740	21		22.5	39	260
		300					52	
		300					67	
	50					13.3	69	
							79	
	26	34				5.5	10	

付表3.2 健康な成人に硝酸塩を経口投与したときの胃液中の硝酸塩および亜硝酸塩濃度　　（単位はmg NO_3^- およびNO_2^-/L）

投与量(mg) 投与後の時間(分)	硝酸塩 (mg NO_3^-/L)		亜硝酸塩 (mg NO_2^-/L)		
	124 *1	452 *2	124 *1	124 *3	452 *2
0	8.2	10	0.03	0	0.06
20	212		1	0	
40	136	245	4.8	0	0.1
60	74		1	0	
80	68	331	4	0.05	1.3
120	37	296	<1	0.15	2.9
180	52	265	<1		2.6

＊1. 文献　McKnight et al.(1997a). 被験者は10名，うち男6，女4，年齢範囲21〜43歳

＊2. 文献　Kortboyer et al.(1995). 被験者は8名，うち男4，女4，年齢範囲21〜26歳

＊3. 文献　Mowat et al.(1999). 被験者12名，大部分は女，年齢範囲20〜47歳

付録4　血漿中硝酸塩濃度が高くなる病気および治療法

　付表4.1と付表4.2は血漿中硝酸塩濃度が上昇した病気や治療法を記録したものである。乳児の下痢では，血漿中硝酸塩濃度は基線値の30倍にも上昇することがある。このような病気の場合やこれらの治療中に，血漿中硝酸塩濃度が臨床的兆候の発現や合併症状の発症に関連すると記録されたことはない（第4章）。

付表4.1 血漿中の硝酸塩濃度が上昇した病気および治療法(上昇率順)

病気とその治療	患者数	血漿中硝酸平均上昇率	著者
初期レイノー現象の女性(夏季)	20	×1.25	Ringqvist et al. (1997)
鎌状赤血球症	10	×1.3[a]	Rees et al. (1995a)
リューマチ性関節炎	19 & 33	×1〜1.35	Grabowski et al. (1996) Wigand et al. (1997)
腹水を伴う肝硬変	43	×1.45[a]	Genesca et al. (1999)
末梢性動脈閉塞病	40	×1.5〜1.6	Stoiser et al. (1999)
閉経女性で17βエストラジオールの経皮的ホルモン治療	13 & 28	×1.5[a] & 1.7[a]	Rosselli et al. (1995); Cicinelli et al. (1998)
HIV-1感染による中枢神経系合併症	24	×1.6[a]	Giovannoni et al. (1997a, 1998)
大腸・直腸の悪性腫瘍	69	×1.7[a]	Szaleczky et al. (2000)
HIV-1感染(段階3CD4+) T細胞<200/mm³	39	×1.8[a]	Zangerle et al. (1995)
潰瘍性大腸炎	20	×1.9[a]	Szaleczky et al. (2000)
モノ硝酸塩で治療中の狭心症患者(1日2回20〜40mg)	6	×2	Barak et al. (1999)
多重硬化症	39	×2[a]	Giovannoni et al. (1997a)
敗血性ショック(8〜10歳の子ども)	22	×2[a]	Krafte-Jacobs et al. (1997)
活性椎骨関節炎	7	×2	Stichtenoth et al. (1995b) Stichtenoth and Frölich (1998)

病気とその治療	患者数	血漿中硝酸平均上昇率	著者
各種感染病	217	×1.4～3	Wettig et al. (1989)
狼瘡	46, 26, 25, 29	×1～3	Belmont et al. (1995); Gilkeson et al. (1996); Wigand et al. (1997); Gonzalez-Crespo et al. (1998)
非代償性肝硬変	12	×2.3	Barak et al. (1999)
肝細胞性悪性腫瘍	48	×2～3[a]	Moriyama et al. (1997)
慢性腎不全	83, 40	×2～3[a]	Blum et al. (1998); Matsumoto et al. (1999)
心不全	39	×2.5	Winlow et al. (1994)
慢性肝炎	21	×2.5[a]	Tankurt et al. (1998)
潰瘍性大腸炎	26	×2.6[a]	Rees et al. (1995b)
IL-1 β の静脈注射 (3 ng kg^{-1}日$^{-1}$)	6	×2.6[a]	Ogilvie et al. (1996)
胃腸炎の成人患者	20	×2.8	Dykhuizen et al. (1995)
Trypanosoma brucei 感染症	26	×2.9	Sternberg (1996)
胃腸炎の成人患者	26	×3.6	Åehren et al. (1999)
火傷（体表面の20%以上）	17	×3.6[a]	Yamada et al. (1998)
ショックなし敗血症の新生児	14	×3.6[a]	Shi et al. (1993)
酸化窒素の吸入 (6 ppm, 24時間以上)	13	×3.9	Preiser et al. (1998)
敗血症	11 & 15	×3.2[a] & 4.6	Avontuur et al. (1998); Neilly et al. (1995)

病気とその治療	患者数	血漿中硝酸平均上昇率	著者
敗血症症候群（子ども）	12	×4.7[a]	Wong et al. (1996)
乳児急性下痢	58	×6.5	Hegesh and Shiloah (1982)
殺ミクロフィラリア化学療法（4日目）	4	×7[a]	Winkler et al. (1998)
IL-2の静脈注射（60万国際単位 kg^{-1} $8h^{-1}$）	12	×8〜10	Hibbs et al. (1992)
肝硬変（代償性）	18	×4.8[a]	Guarner et al. (1993)
肝硬変（腹水をともなう非代償性）	18	×5.4[a]	Guarner et al. (1993)
肝硬変（腹水と機能性腎不全をともなう非代償性）	11	×12[a]	Guarner et al. (1993)
敗血症ショックの新生児患者	6	×16.6[a]	Shi et al. (1993)

a 血漿中NO_3^-＋NO_2^-の合計

付表4.2 血漿中の硝酸塩濃度が上昇した病気および治療法（上昇率順）

病気とその治療	患者数	血漿中硝酸平均上昇率	著者
成人の急性非熱性下痢症	2	×7～8	Jungersten et al. (1993)
火傷（体表面の15%）に硝酸セリウムを含む抗菌性クリームを塗布	1	×10[a]	Harper et al. (1997)
Trypanosoma brucei 感染症	1	×10	Sternberg (1996)
フラボン酢酸（FAA）の静脈注射 $4.8\,g\,m^{-2}$	1	×16	Thomsen et al. (1992)
IL-2の静脈注射	1	×20	Hibbs et al. (1992)
肝硬変（腹水と機能性腎不全を伴う非代償性）	1	×25[a]	Guarner et al. (1993)
敗血症	1	×25[a]	Neilly et al. (1995)
一酸化窒素の吸入（20 ppm, 3日間）	1	×30[a]	Hovenga et al. (1996)
乳児の急性下痢	1	×34	Hegesh and Shiloah (1982)
敗血症の新生児	1	×35[a]	Shi et al. (1993)

a 血漿中 $NO_3^- + NO_2^-$ の合計

付録5 硝酸塩によるガンの発生および致死率に関わる疫学的研究

　付表5.1，付表5.2，および付表5.3には，それぞれ地理的相関研究，同族研究，症例-制御研究で，硝酸塩の露出が人間の胃ガンのリスクに対する影響を記録した。付表5.4は硝酸塩にさらされることが人間の胃ガン以外のガンリスクに影響するかを記録した。

付表5.1 硝酸塩による人間の胃ガンリスクの影響を評価するために行な

年	国	著者	硝酸塩の測定			
			水	食事	唾液	尿
1973	イギリス	Hill et al.	×			
1976	コロンビア	Cuello et al.	×			
1976	アメリカ	Geleperin et al.	×			
1978	チリ	Zaldivar and Wetterstrand	×			
1980	ハンガリー	Juhasz et al.	×			
1981	イギリス	Fraser and Chilvers	×			
1981	チリ	Armijo et al.			×	
1982	デンマーク	Jensen	×			
1983	フランス	Vincent et al.	×			
1983	イギリス	Clough	×			
1983	12国	Hartman		×		
1984	イタリア	Gilli et al.	×			
1985	イギリス	Forman et al.			×	×
1985	イギリス	Beresford	×			
1987	シンガポール	Dutt et al.		×		
1987	日本	Kamiyama et al.				×
1987	中国	Chen et al.				×
1987	ドイツ	Poch	×			
1987	フランス	Maringe	×			
1987	ハンガリー	Takács	×			
1989	フランス	Nousbaum	×			
1989	スペイン	Sanz Anquela	×			
1990	イタリア	Knight et al.		×	×	
1991	フランス	Leclerc et al.	×			
1995	スペイン	Morales et al.	×			
1996	24国	Joossens et al.				×
1998	イギリス	Barrett et al.	×			
1999	カナダ	Van Leeuwen et al.	×			

×：相当する項の実験が行なわれたこと，●：相関ありとなった場合とその事例
(1) 感受性にかたよりの可能性（Davies, 1980; EPA, 1990）
(2) 飲料水中平均硝酸塩濃度：6 mg/L (3) 統計的な力が不適切 (4) 性の間で矛盾
(5) 胃ガン発生における硝酸塩の役割が弱い可能性（Jensen, 1982）
(6) 研究はLeclerc et al. (1991) が完成 (7) 男性では有意に正の相関があるが女性ではない
(8) 検出法にかたよりの可能性

われた地理学的相関調査 (1973年以降の年代順)

胃ガン		硝酸塩と胃ガンの間の相関		
発生	致死率	有意に正	相関なし	有意に負
	×	● (1)		
×		●		
	×		●	
	×		● (2)	
×		● (3)		
	×		● (4)	
×				●
×		● (5)		
	×		● (6)	
	×	● (7)		
	×	●		
×		● (8)		
×				●
	×			●
×		● (9)		
	×			●
	×		●	
×			●	
×			●	
×			● (10)	
×	×		● (11)	
×	×	● (12)		
	×			●
×	×		● (13)	
	×	●		
	×		● (14)	
×			● (15)	
×			●	

(9) 感受性にかたよりの可能性
(10) 「相関は推測に過ぎない」 (Takács, 1987)
(11) 矛盾があり決定的な結論ではない
(12) 飲料水中の硝酸塩濃度:0.3〜12 mg/L
(13) 研究はVincent et al. (1983) の研究の補完
(14) 統計的な力が不適切   (15) 飲料水中の硝酸塩濃度:8 mg/L

付表5.2 硝酸塩による人間の胃ガンリスクの影響を評価するために行なわれた同族についての研究（年代順）

年	国	著者	胃ガン		硝酸塩と胃ガンの相関		
			発生	致死率	正の相関	相関なし	負の相関
1986	イギリス	Al-Dabbagh et al.		×		●	
1989	イギリス	Fraser et al.		×		●	
1990	アイスランド	Rafnsson and Gunnarsdóttir		×		●	
1991	イギリス	Forman		×		●	
1991	スウェーデン	Hagmar et al.	×			●	
1993	ノルウェイ	Fandrem et al.	×			●	
1994	ノルウェイ	Zandjani et al.	×			●	

＊同族研究では硝酸塩のダストに露出した肥料工場労働者における胃ガンの発生または致死率を調査

付表5.3 硝酸塩による人間の胃ガンリスクの影響を評価するために行なわれた事例—制御研究（年代順）

年	国	著者	硝酸塩の変数		胃ガン		硝酸塩と胃ガンの間の相関		
			水	食事	発生	致死率	正の相関	相関なし	負の相関
1985	カナダ	Risch et al.		×	×				●(1)
1990	イタリア	Buiatti et al.		×	×			●(2)	
1991	ドイツ	Boeing et al.		×	×			●(2)	
1992	イタリア	Palli et al.		×	×				●(3)
1992	アメリカ	Rademacher et al.	×			×		●(4)	
1994	スウェーデン	Hansson et al.		×	×				●(5)
1994	スペイン	González et al.		×	×				●
1994	イタリア	La Vecchia et al.		×	×				●(5)
1995	フランス	Pobel et al.		×	×			●	
1998	台湾	Yang et al.	×			×	●(6)		
1998	オランダ	Van Loon et al.	×	×	×			●	
1999	フィンランド	Knekt et al.		×	×			●	

(1) 検出法にかたより
(2) 負であるが有意ではない相関
(3) 胃ガン（噴門および残こんを除く）と逆相関
(4) 飲料水中の硝酸塩濃度：5 mg NO_3^-/L
(5) 硝酸塩と胃ガンリスクは単相関では負。しかしアスコルビン酸およびβ-カロテンを含めた重相関では硝酸塩のリスク推定は統合される
(6) 飲料水中の硝酸塩濃度：2 mg NO_3^-/L

付表5.4 硝酸塩による胃ガン以外のガンに

年	国	著者	悪性腫瘍	発生	死亡率
1977	イラン	共同イラン研究	食道ガン	×	
1980	中国	Yang	食道ガン	×	
1983	フランス	Vincent et al.	消化器・泌尿器ガン		×
1985	イギリス	Beresford	すべてのガン		×
1986	イギリス	Al-Dabbagh et al.	すべてのガン		×
1987	中国	Chen et al.	食道ガン		×
			肝臓ガン		×
			大腸/直腸ガン		×
1987	フランス	Maringe	消化器ガン	×	
1991	フランス	Leclerc et al.	消化器・泌尿器ガン	×	×
1993	ドイツ	Boeing et al.	神経膠腫・髄膜腫	×	
1993	スペイン	Morales et al.	膀胱ガン	×	
1993	ノルウェイ	Fandrem et al.	すべてのガン	×	
1994	ノルウェイ	Zandjani et al.	すべてのガン	×	
1994	ドイツ	Steindorf et al.	初期脳ガン	×	
1995	スペイン	Morales et al.	膀胱ガン		×
			大腸ガン		×
			前立腺ガン		×
1995	アメリカ	Rogers et al.	喉頭ガン	×	
			食道ガン	×	
			口内ガン	×	
1996	アメリカ	Ward et al.	非ホジキンリンパ腫	×	
				×	
1998	イギリス	Barrett et al.	食道ガン	×	
			脳およびCNSガン	×	
1999	イギリス	Law et al.	非ホジキンリンパ腫	×	

対する影響を調べた疫学的研究 (年代順)

疫学的研究			硝酸塩の変数			硝酸塩と悪性腫瘍の相関		
地理学的相関	同族調査	症例-制御	水	食事	尿	正の相関	相関なし	負の相関
×			×	×			●	
×			×			●		
×			×				●	
×			×				●	
	×						●	
×					×		●	
×					×		●	
×					×		●	
×			×				●	
×			×				●	
		×		×			●	
×			×			●		
	×						●	
	×						●	
		×	×				●	
×			×				●	
×			×				●	
×			×			●		
		×		×				●
		×		×				●
		×		×				●
		×	×			●		
		×		×				●
×			×				●	
×			×			●	●	
×			×				●	

付録6 亜硝酸塩や硝酸塩の多量摂取が健康に及ぼす短期的影響

 第5章で示したように,硝酸塩を毎日繰り返し摂取した場合でも人間に長期的なリスクを誘導することはない。しかし,多量あるいは超多量の亜硝酸塩(NO_2^-)や硝酸塩(NO_3^-)の投与が短期的に健康を害するかどうかは,いまだ解明されておらず,明らかにしなければならない。

亜硝酸塩($NO2^-$)の多量摂取

 メトヘモグロビンの生成は亜硝酸塩の哺乳動物(人間を含む)に対する主要な悪影響のひとつである。観察されるメトヘモグロビン濃度は摂取した亜硝酸塩の投与量によって変わる。メトヘモグロビン還元酵素やNADH-シトクロム5b還元酵素は生後6か月以下では完全には活性化されていないので,乳児はもっとも影響を受けやすい。偶発的な亜硝酸塩中毒後の高いメトヘモグロビン濃度によって乳児(Barton, 1954; Berlin, 1970)と成人(Manley, 1945; Gowans, 1990; Kaplan et al., 1990; Ellis et al., 1992)が死亡に至っている。

 付表6.1に示した数字は,乳児と成人に対して亜硝酸塩(NO_2^-)の摂取量とその結果測定されたメトヘモグロビンの濃度との関連

の1例を示している。キーゼとウェーガーが行なった，6名の成人に186mg NO_2^-，また7番目の人には560mg NO_2^-をそれぞれ静脈注射で投与した実験はとくに有益である（Kiese and Weger, 1969）。186mg NO_2^-を与えた場合，30分後にメトヘモグロビン濃度が7％とわずかに上昇したのみであったが，560mg NO_2^-ではメトヘモグロビン濃度の増加はきわめて著しく，60分後には30％にも上昇したのである。

現在，亜硝酸塩はシアン化物あるいは硫化水素中毒の場合の解毒剤として使われている。成人に対して勧告されている投与量は，$NaNO_2$の形態で200mg NO_2^-（10mLアンプルがキットとなっている）を静脈注射で5〜20分かけて与えるが，必要によりさらに100mgを与える。子どもに対しては6.7mg NO_2^-/kg体重であり，必要によりさらに3.3mg NO_2^-/kg体重を追加する（Berlin, 1970; Hoidal et al., 1986; Huang and Chu, 1987; Meredith et al., 1993）。

シュルツェとシャイベは，成人に対する亜硝酸ナトリウムの致死量が4000mg NO_2前後と考えており（Schulze and Scheibe, 1948），NO_2^-の致死量はおよそ1670mgから15,000mgの間であろうと推定されている（Moeschlin, 1972; De Beer et al., 1975; Corré and Breimer, 1979; Walker, 1990）。

硝酸塩（NO_3^-）の多量摂取

亜硝酸塩とちがって，硝酸塩（NO_3^-）は，たとえ大量に摂取したとしても人間の健康に対して短期的な影響はない。付表6.2には硝酸塩を経口的にあるいは静脈注射で多量投与した場合の短期的な結果を示してある。

付表6.1 乳児および成人における亜硝酸塩（NO_2^-）の摂取と，

著者	年	研究内容	被験者 数	被験者 年齢	投与方法	試 料
Keating et al.	1973	偶発的摂取	1	2週	経口	亜硝酸塩の多いニンジン
Bradberry et al.	1994	偶発的摂取	1	34歳	経口	汚染飲料（腐食防止剤）
Kiese and Weger	1969	シアン化物中毒治療に関する実験	6	成人	静脈注射	亜硝酸ナトリウム
			1	成人	静脈注射	亜硝酸ナトリウム

コーンブラスとハートマンは乳児に対して，倫理的には問題があるかもしれないが，興味深い実験を行なった（Cornblath and Hartmann, 1948）。彼らは幼い乳児（チアノーゼが見られていない）に硝酸塩175～700mg/日を経口的に投与した。チアノーゼは発現せず，メトヘモグロビン濃度は最高でも7.5%を超えなかった。

腎臓のリン酸カルシウム結石の再発を防ぐために，成人に硝酸アンモニウムがある期間大量に投与されてきた。フレーリングとプレネンは27名の被験者に8000mgを隔日に静脈注射する処方をし，何の副作用も認めなかった（Froeling and Prenen, 1977）。エレンらは維持治療として1900および6900mg NO_3^-/日を経口的に投与したが，全患者（23名）が「全般的によい健康状態」であっ

メトヘモグロビン (MeH) 濃度との間の定量的関連

投与量 NO_2^- mg	MeH 濃度 (%)	臨床的兆候	臨床的経過
330	60	チアノーゼ	メチレンブルーの静脈注射 (1mg/kg) で迅速に合併症なしで回復
470	49	チアノーゼ, 吐気, 嘔吐, めまい, 下痢	メチレンブルーの静脈注射 (1mg/kg) で迅速に合併症なしで回復
186	7 (30分後)	動脈圧がわずかに低下, 始め15分以内に頻脈, 一時的起立性低血圧	後遺症はなし
560	30 (60分後)		

た (Ellen et al., 1982a)。エレンらはまた24名の健康なボランティアで実験を行なった。12名には一時に平均7100mg NO_3^- (範囲5420〜8100mg) を経口的に硝酸アンモニウムの形態で与えた。血漿中平均硝酸塩濃度は, 投与後1時間と2時間後にそれぞれ230と250mg NO_3^-/Lに上昇した。このような急激な上昇にもかかわらず12名の被験者中10名は何の臨床的副作用を見せなかったが, 2名は消化器官の具合が悪くなり, 1名は20分後に吐き, ほかの1名は実験開始後7時間目に下痢をした (付表3.1)。ほかの12名には硝酸ナトリウムの形態で6930mgを含む水溶液が静脈注射で与えられた。血漿中の平均硝酸塩濃度は1時間後に最高の350mg NO_3^-/Lとなった。この血漿中硝酸塩濃度はきわめて高いもので

付表6.2 乳児および成人に対して大量に経口,

著者	年	研究内容	被験者		投与方法	投与間隔
			数	年齢		
Cornblath and Hartmann.	1948	臨床実験	4	11日〜11月	経口	2〜18日以上
			4	2日〜6か月	経口	6〜9日以上
			1	3か月	経口	2日以上
Froeling and Prenen	1977	尿酸性化機作の研究	27	成人	静注(1h)	隔日
Ellen et al.	1982a	リン酸カルシウム結石(腎臓)の再発防止	23	31〜63歳	経口	毎日
Ellen et al.	1982a	ボランティアに対する実験	12	20〜27歳	経口	一度の投与
			12	20〜28歳	静注(1h)	一度の注射

あるが,被験者のだれにも副作用は見られなかった。

ルーとヤン・シェンは硝酸ナトリウムの摂取によるとされる80症例の中毒を短く報告しているが,その状況,分析値および量についてはとくに記載していない (Lu and Yan-Shen, 1991)。しかしこの著者らは「患者は硝酸塩を2gまたはそれ以上摂取したと想定」した。患者の大部分はめまい,疲労感,息切れ,吐き気を感

または静脈注射で硝酸塩を投与した症例

試料	投与量 NO_3^- mg	最大投与量 (mg)	後遺症
硝酸ナトリウム	175～500/日	500/日	なし（メトヘモグロビン水準5.3%以下）
硝酸ナトリウム	350～700/日	700/日	なし（メトヘモグロビン水準7.5%以下）
硝酸ナトリウム	600/日	600/日	なし（メトヘモグロビン水準4%以下）
硝酸アンモニウム	118/kg	8120	なし
硝酸アンモニウム	1930～6970	6970	なし
硝酸アンモニウム	5420～8120	8120	被験者1名は20分後に嘔吐，ほかの1名は7時間後に下痢
硝酸ナトリウム	6930	6930	なし

じていた。口や手足が蒼白になるかチアノーゼが認められたが，メトヘモグロビン血症については記述されておらず，すべての患者の赤血球数は正常であった。詳細が欠けているのでいかなる評価も憶測となるが，その兆候にはエレンらなどほかの著者が影響ないと報告している点と驚くほど異なっている（Ellen et al., 1982a）。

以上より乳児に対しては経口的に500〜700mg NO_3^-/日，成人に対しては経口的または静脈注射で一度に7000〜8000mg NO_3^-/日が短期的に害がない量と見られる。

 最後に，硝酸塩が火傷をした皮膚から吸収されてメトヘモグロビン血症になるという危惧についてコメントをしよう。ハリスらはこのような3症例について報告している (Harris et al., 1979)。患者は工業的事故の犠牲者であり，硝酸ナトリウムと硝酸カリウムの混合物を入れた部屋が246℃で爆発し，溶融した混合物が患者の身体の一部に付着した。患者は激甚な火傷の合併症として即座に激しいメトヘモグロビン血症になった。爆発あるいは患者に付着した被膜についてこれ以上詳細は不明である。しかし硝酸ナトリウムあるいは硝酸カリウムは加熱により亜硝酸塩と酸素に分解する (Laue et al., 1991) ので，メトヘモグロビン血症は亜硝酸塩にさらされたことによるものであり，申し立てられたように硝酸塩にさらされたためではないよう見える。

文 献

Abrahams, M., Sjöberg, F., Oscarsson, A. and Sundqvist, T. (1999) The effect of human burn injury on urinary nitrate excretion. *Burns* 25, 29–33.

Acheson, E.D. (1985) *Nitrate in Drinking Water*. HMSO, London, CMO (85), 14.

Addiscott, T.M. (1996) Fertilizers and nitrate leaching. *Issues in Environmental Science and Technology* 5, 1–26.

Addiscott, T.M. (2000) Making a meal of it. *New Scientist* 165, 5 February 2000, 48–49.

Addiscott, T.M. and Benjamin, N. (2000) Are you taking your nitrate? *Food Science and Technology Today* 14, 59–61.

Addiscott, T.M., Whitmore, A.P. and Powlson, D.S. (1991) *Farming, Fertilizers and the Nitrate Problem*. CAB International, Wallingford, UK, 170 pp.

Adelon *et al.* (1824) *Dictionnaire Abrégé des Sciences Médicales*. Panckoucke, Paris.

Agunod, M., Yamaguchi, N., Lopez, R., Luhby, A.L. and Glass, G.B.J. (1969) Correlative study of hydrochloric acid, pepsin, and intrinsic factor secretion in new-borns and infants. *American Journal of Digestive Diseases* 14, 400–414.

Åhren, C., Jungersten, L. and Sandberg, T. (1999) Plasma nitrate as an index of nitric oxide formation in patients with acute infectious diseases. *Scandinavian Journal of Infectious Diseases* 31, 405–407.

Åkerblom, H.K. and Knip, M. (1998) Putative environmental factors in type I diabetes. *Diabetes/Metabolism Reviews* 14, 31–67.

Al-Dabbagh, S., Forman, D., Bryson, D., Stratton, I. and Doll, R. (1986) Mortality of nitrate fertiliser workers. *British Journal of Industrial Medicine* 43, 507–515.

Anggard, E. (1994) Nitric oxide: mediator, murderer, and medicine. *Lancet* 343, 1199–1206.

Anon. (1996) UK scores partial success over EC nitrate limits in vegetables. *ENDS Report* 253, 44.

Apfelbaum, M. (1998) Nitrates dans l'eau de boisson. In: Apfelbaum, M. (ed.) *Risques et Peurs Alimentaires*. Editions Odile Jacob, Paris, pp. 15–22.

Apfelbaum, M. (2001) Nitrates: une norme aux pieds d'argile. *La Recherche (Paris)* 339, 31–34.

APHA (1949–1950) Committee on water supply: nitrate in potable waters and methemoglobinemia. *American Public Health Association. Yearbook* 40, 5, 110–115.

Arbuckle, T.E., Sherman, G.J., Corey, P.N., Walters, D. and Lo, B. (1988) Water nitrates and CNS birth defects: a population-based case–control study. *Archives of Environmental Health* 43, 162–167.

Armijo, R., Gonzalez, A., Orellana, M., Coulson, A.H., Sayre, J.W. and Detels, R. (1981) Epidemiology of gastric cancer in Chile: II – Nitrate exposures and stomach cancer frequency. *International Journal of Epidemiology* 10, 57–62.

Aschengrau, A., Zierler, S. and Cohen, A. (1989) Quality of community drinking water and the occurrence of spontaneous abortion. *Archives of Environmental Health* 44, 283–290.

Astier-Dumas, M. (1976) Cuisson à l'eau et teneur en nitrates de quelques végétaux. Devenir concomitant d'autres éléments nutritifs. *Annales de la Nutrition et de l'Alimentation* 30, 683–688.

Aussannaire, M., Joly, C. and Pohlmann, A. (1968) Méthémoglobinémie acquise du nourrisson par eau de canalisation urbaine. *Presse Médicale* 36, 1723–1726.

Avery, A.A. (1999) Infantile methemoglobinemia: reexamining the role of drinking water nitrates. *Environmental Health Perspectives* 107, 583–586.

Avery, A.A. (2001) Cause of methaemoglobinaemia: illness versus nitrate exposure. *Environmental Health Perspectives* 109(1), A12–A13.

Avery, G.B., Randolph, J.G. and Weaver, T. (1966) Gastric acidity in the first day of life. *Pediatrics* 37, 1005–1007.

Avontuur, J.A.M., Stam, T.C., Jongen-Lavrencic, M., van Amsterdam, J.G.C., Eggermont, A.M.M. and Bruining, H.A. (1998) Effect of L-NAME, an inhibitor of nitric oxide synthesis, on plasma levels of IL-6, IL-8, TNF and nitrite/nitrate in human septic shock. *Intensive Care Medicine* 24, 673–679.

Ayebo, A., Kross, B.C., Vlad, M. and Sinca, A. (1997) Infant methemoglobinemia in the Transylvania region of Romania. *International Journal of Occupational and Environmental Health* 3, 20–29.

Barak, N., Zemel, R., Ben-Ari, Z., Braun, M. and Tur-Kaspa, R. (1999) Nitric oxide metabolites in decompensated liver cirrhosis. *Digestive Diseases and Sciences* 44, 1338–1341.

Barrett, J.H., Parslow, R.C., McKinney, P.A., Law, G.R. and Forman, D. (1998) Nitrate in drinking water and the incidence of gastric, esophageal, and brain cancer in Yorkshire, England. *Cancer Causes and Control* 9, 153–159.

Barroin, G. (1992) Mécanismes biologiques de l'eutrophisation des eaux des lacs (Modifications biologiques résultant de l'enrichissement des eaux de surface en phosphore). *Proceedings of the Fourth International IMPHOS Conference: Phosphorus, Life and Environment. From Research to Application*, Ghent, Belgium, 8–11 September 1992, pp. 361–371.

Barroin, G. (1999) *Limnologie Appliquée au Traitement des Lacs et des Plans d'Eau.* Les études des Agences de l'Eau no. 62, Paris, pp. 35–40.

Bartholomew, B. and Hill, M.J. (1984) The pharmacology of dietary nitrate and the origin of urinary nitrate. *Food and Chemical Toxicology* 22, 789–795.

Barton, G.M.G. (1954) A fatal case of sodium nitrite poisoning. *Lancet*, 23 January (6804), 190–191.

Battaglia, C., Giulini, S., Regnani, G., Di Girolamo, R., Paganelli, S., Facchinetti, F. and Volpe, A. (2000) Seminal plasma nitrite/nitrate and intratesticular Doppler flow in fertile and infertile subjects. *Human Reproduction* 15, 2554–2558.

Beckman, J.S. and Koppenol, W.H. (1996) Nitric oxide, superoxide, and peroxynitrite: the good, the bad, and the ugly. *American Journal of Physiology* 271 (*Cell Physiology* 40), C 1424–C 1437.

Beilin, L.J. (1994) Vegetarian and other complex diets, fats, fiber, and hypertension. *American Journal of Clinical Nutrition* 59 (suppl.), 1130S–1135S.

Belmont, H.M., Levartovsky, D., Amin, A.R., Skovron, M.L., Buyon, J., Giorno, R., Rediske, J. and Abramson, S.B. (1995) Upregulated expression of inducible nitric oxide synthase in SLE: evidence for activated endothelium. *Arthritis and Rheumatism* 38 (suppl. 9), S 390.

Benjamin, N. and Dykhuizen, R. (1999) Nitric oxide and epithelial host defence. In: Fang, F.C. (ed.) *Nitric Oxide and Infection*. Kluwer Academic/Plenum Publishers, New York, pp. 215–230.

Benjamin, N. and McKnight, G. (1999) Metabolism in nitrate in humans – implications for nitrate intake. In: Wilson, W.S., Ball, A.S. and Hinton, R.H. (eds) *Managing Risks of Nitrates to Humans and the Environment*. The Royal Society of Chemistry, Cambridge, UK, pp. 281–288.

Benjamin, N., O'Driscoll, F., Dougall, H., Duncan, C., Smith, L., Golden, M. and McKenzie, H. (1994) Stomach NO synthesis. *Nature* 368, 502.

Benjamin, N., Pattullo, S., Weller, R., Smith, L. and Ormerod, A. (1997) Wound licking and nitric oxide. *Lancet* 349, 1776.

Beresford, S.A.A. (1985) Is nitrate in the drinking water associated with the risk of cancer in the urban U.K.? *International Journal of Epidemiology* 14, 57–63.

Berlin, C.M. (1970) The treatment of cyanide poisoning in children. *Pediatrics* 46, 793–796.

Binder, H.J. and Sandle, G.I. (1987) Electrolyte absorption and secretion in the mammalian colon. In: Johnson, L.R., Christensen, J., Jackson, M.J., Jacobsen, E.D. and Walsh, J.H. (eds) *Physiology of the Gastrointestinal Tract*, 2nd edn. Raven Press, New York, pp. 1389–1418.

Binkerd, E.F. and Kolari, O.E. (1975) The history and use of nitrate and nitrite in the curing of meat. *Food and Cosmetics Toxicology* 13, 655–661.

Black, C.A. (1989) *Reducing American Exposure to Nitrate, Nitrite, and Nitroso Compounds: the National Network to Prevent Birth Defects Proposal. Comments from CAST 1989–1*. Council for Agricultural Science and Technology, Ames, Iowa, 14 pp.

Blaser, M.J. (1996) The bacteria behind ulcers. *Scientific American* 274, 92–97.

Block, G. (1991) Epidemiologic evidence regarding vitamin C and cancer. *American Journal of Clinical Nutrition* 54, 1310S–1314S.

Blum, M., Yachnin, T., Wollman, Y., Chernihovsky, T., Peer, G., Grosskopf, I., Kaplan, E., Silverberg, D., Cabili, S. and Iaina, A. (1998) Low nitric oxide production in patients with chronic renal failure. *Nephron* 79, 265–268.

Bøckman, O.C. and Bryson, D.D. (1989) Well-water methaemoglobinaemia: the bacterial factor. In: Wheeler, D., Richardson, M.L. and Bridges, J. (eds) *Watershed 89. The Future for Water Quality in Europe. Proceedings of the IAWPRC Conference, Guildford, UK*. Pergamon Press, Oxford, Vol. 2, pp. 239–244.

Bøckman, O.C. and Granli, T. (1991) Human health aspects of nitrate intake from food and water. In: Richardson, M.L. (ed.) *Chemistry, Agriculture and the Environment*. Royal Society of Chemistry, London, pp. 373–388.

Bøckman, O.C., Dahl, R., Johansen, T.E.B., Strand, Ø.A., Tacket, C.O. and Granli, T. (1996) Normal and abnormal rates of nitrate excretion in humans. In: Moncada, S., Stamler, J., Gross, S. and Higgs, E.A. (eds) *The Biology of Nitric Oxide*, Part 5. Portland Press, London, 42 pp.

Bøckman, O.C., Mortensen, B., Strand, Ø.A. and Leone, A. (1999) Ingestion of nitrate increase blood content of S-nitrosothiols, *Acta Physiologica Scandinavica* 167, Suppl. 645, 56, 138; also in: Moncada, S., Gustafsson, L.E., Wiklund, N.P. and Higgs, E.A. (eds) *The Biology of Nitric Oxide*, Part 7. Portland Press, London, 112 pp.

Bode, A. (1997) Metabolism of vitamin C in health and disease. *Advances in Pharmacology* 18, 21–47.

Bode-Böger, S.M., Böger, R.H., Schröder, E.P. and Frölich, J.C. (1994) Exercise increases systemic nitric oxide production in men. *Journal of Cardiovascular Risk* 1, 173–178.

Boeing, H., Frentzel-Beyme, R., Berger, M., Berndt, V., Göres, W., Körner, M., Lohmeier, R., Menarcher, A., Männl, H.F.K., Meinhardt, M., Müller, R., Ostermeier, H., Paul, F., Schwemmle, K., Wagner, K.H. and Wahrendorf, J. (1991) Case-control study on stomach cancer in Germany. *International Journal of Cancer* 47, 858–864.

Boeing, H., Schlehofer, B., Blettner, M. and Wahrendorf, J. (1993) Dietary carcinogens and the risk for glioma and meningioma in Germany. *International Journal of Cancer*, 53 561–565.

Boivin, P. (1994) Structures, métabolismes et physiologie des globules rouges humains. Editions techniques. *Encyclopédie Medico-chirurgicale*. Paris. 13-000-R-10, 14 pp.

Bonell, A.E. (1995) Nitrate concentrations in vegetables. In: *Proceedings of the International Workshop on Health Aspects of Nitrates and its Metabolites (Particularly Nitrite)*, Bilthoven (Netherlands), 8–10 November 1994. Council of Europe Press, Strasbourg, pp. 11–20.

Borneff, M. (1986) Der nitrategehalt des trinkwassers und das krankheitsbild der methaemoglobinaemie – kritische analyse einer kontroverse. *Pro Aqua Pro Vita 10th Meeting*. Basel, 3, pp. 1–15.

Bos, P.M.J., Van den Brandt, P.A., Wedel, M. and Ockhuizen, Th. (1988) The reproducibility of the conversion of nitrate to nitrite in human saliva after a nitrate load. *Food and Chemical Toxicology* 26, 93–97.

Bosch, H.M., Rosenfield, A.B., Huston, R., Shipman, H.R. and Woodward, F.L. (1950) Methemoglobinemia and Minnesota well supplies. *Journal, American Water Works Association* 42, 161–170.

Boulaine, J. (1996) *Histoire de l'Agronomie en France*, 2nd edn. Lavoisier, Paris, 437 pp.

Bousset, J. and Fournaud, J. (1976) L'emploi des nitrates et des nitrites pour le traitement des produits carnés: aspects technologiques et microbiologiques. *Annales de la Nutrition et de l'Alimentation* 30, 707–714.

Boycott, A.E. (1911) Infective methaemoglobinaemia in rats caused by Gaertner's bacillus. *Journal of Hygiene* 11, 443–472.

Bradberry, S.M., Gazzard, B. and Vale. J.A. (1994) Methemoglobinemia caused by the accidental contamination of drinking water with sodium nitrite. *Clinical Toxicology* 32, 173–178.

Brady, J. (1991) *The Coldest War. A Memoir of Korea*. Pocket Books, New York, pp. 234–235.

Bricker, T., Jefferson, L.S. and Mintz, A.A. (1983) Methemoglobinemia in infants with enteritis. *Journal of Pediatrics* 102, 161.

Brown, M.A., Tibben, E., Zammit, V.C., Cario, G.M. and Carlton, M.A. (1995) Nitric oxide excretion in normal and hypertensive pregnancies. *Hypertension in Pregnancy* 14, 319–326.

Bruijns, E. (1982) Treatment of kidney stones with ammonium nitrate. Thesis, University of Nijmegen, The Netherlands (in Dutch, summary in English).

Brunelli, L., Crow, J.P. and Beckman, J.S. (1995) The comparative toxicity of nitric oxide and peroxynitrite to *Escherichia coli*. *Archives of Biochemistry and Biophysics* 316, 327–334.

Bruning-Fann, C.J. and Kaneene, J.B. (1993) The effects of nitrate, nitrite and N-nitroso compounds on human health: a review. *Veterinary and Human Toxicology* 35, 521–538.

Buiatti, E., Palli, D., Decarli, A., Amadori, D., Avellini, C., Bianchi, S., Bonaguri, C., Cipriani, F., Cocco, P., Giacosa, A., Marubini, E., Minacci, C., Puntoni, R., Russo, A., Vindigni, C., Fraumeni, J.F. and Blot, W.J. (1990) A case–control study of gastric cancer and diet in Italy: II Association with nutrients. *International Journal of Cancer* 45, 896–901.

Buson, C. (1999) Faut-il encore avoir peur des nitrates? *Fusion* 75, 30–38.

Carcillo, J.A. (1999) Nitric oxide production in neonatal and pediatric sepsis. *Critical Care Medicine* 27, 1063–1065.

Carvalho, A.F., Fiorelli, L.A., Jorge, V.N.C., Da Silva, C.M.F., De Nucci, G., Ferraz, J.G.P. and Pedrazzoli, J. (1998) Addition of bismuth subnitrate to omeprazole plus amoxycillin improves eradication of *Helicobacter pylori*. *Alimentary Pharmacology and Therapeutics* 12, 557–561.

Cassens, R.G. (1990) *Nitrite-cured Meat: a Food Safety Issue in Perspective*. Food and Nutrition Press, Trumbull, Connecticut, 174 pp.

Catani, M.V., Bernassola, F., Rossi, A. and Melino, G. (1998) Inhibition of clotting factor XIII activity by nitric oxide. *Biochemical and Biophysical Research Communications* 249, 275–278.

Catel, W. and Tunger, H. (1933) Über das vorkommen von nitrat (und nitrit) im harn junger saülinge bei ausschliesslicher frauenmilchernährung. *Jahrbuch für Kinderheilkunde* 140, 253–262.

Cave, D.R. (1996) Transmission and epidemiology of *Helicobacter pylori*. *American Journal of Medicine* 100 (suppl. 5 A), 12 S–18 S.

Caygill, C.P.J., Bartholomew, B. and Hill, M.J. (1986) The relation between drinking water nitrate and total nitrate intake. *Aqua* 2, 94–97.

Center for the Biology of Natural Systems (1973) A study of certain ecological, public health and economic consequences of the use of inorganic nitrogen fertilizer. Washington University, St Louis, Missouri.

Chapin, F.J. (1947) Methemoglobinemia from nitrates in well water. *Journal of the Michigan State Medical Society* 46, 938.

Charras, M. (1676) *Pharmacopée Royale Galénique et Chymique*.

Chen, J., Ohshima, H., Yang, H., Li, J., Campbell, T.C., Peto, R. and Bartsch, H. (1987) A correlation study on urinary excretion of N-nitroso compounds and cancer mortality in China: interim results. In: Bartsch, H., O'Neill, I.K. and Schulte-Hermann, R. (eds), *Relevance of N-nitroso Compounds to Human Cancer: Exposures and Mechanisms*. IARC Scientific Publications 84, Lyons, France, pp. 503–506.

Chhabra, S.K., Souliotis, V.L., Kyrtopoulos, S.A. and Anderson, L.M. (1996) Nitrosamines, alcohol, and gastrointestinal tract cancer: recent epidemiology and experimentation. *In Vivo* 10, 265–284.

Chiaudani, G., Marchetti, R. and Vighi, M. (1980) Eutrophication in Emilia-Romagna coastal waters (North Adriatic Sea, Italy): a case history. *Progress in Water Technology* 12, 185–192.

Cicinelli, E., Ignarro, L.J., Lograno, M., Galantino, P., Balzano, G. and Schonauer, L.M. (1996) Circulating levels of nitric oxide in fertile women in relation to the menstrual cycle. *Fertility and Sterility* 66, 1036–1038.

Cicinelli, E., Ignarro, L.J., Schönauer, L.M., Matteo, M.G., Galantino, P. and Balzano, G. (1998) Effects of short-term transdermal estradiol administration on plasma levels of nitric oxide in postmenopausal women. *Fertility and Sterility* 69, 58–61.

Cicinelli, E., Ignarro, L.J., Matteo, M.G., Galantino, P., Schonauer, L.M. and Falco, N. (1999) Effects of estrogen replacement therapy on plasma levels of nitric oxide in postmenopausal women. *American Journal of Obstetrics and Gynecology* 180, 334–339.

Clark, R.S.B., Kochanek, P.M., Obrist, W.D., Wong, H.R., Billiar, T.R., Wisniewski, S.R. and Marion, D.W. (1996) Cerebrospinal fluid and plasma nitrite and nitrate concentrations after head injury in humans. *Critical Care Medicine* 24, 1243–1251.

Classen, H.G., Stein-Hammer, C. and Thöni, H. (1990) Hypothesis: The effect of oral nitrite on blood pressure in the spontaneously hypertensive rat. Does dietary nitrate mitigate hypertension after conversion to nitrite? *Journal of the American College of Nutrition* 9, 500–502.

Clough, P.W.L. (1983) Nitrates and gastric carcinogenesis. *Minerals and the Environment* 5, 91–95.

Cohen, M. and Bhagavan, N. (1995) Ascorbic acid and gastrointestinal cancer. *Journal of the American College of Nutrition* 14, 565–578.

Collier, D. and Benjamin, N. (1998) Nitrate and travellers' diarrhoea. In: Moncada, S., Toda, N., Maeda, H. and Higgs, E.A. (eds) *The Biology of Nitric Oxide Part 6. Proceedings of the 5th International Meeting on the Biology on Nitric Oxide*, September 1997, Kyoto, Japan. Portland Press, London, p. 326.

Colosanti, M., Persichini, T., Venturini, G. and Ascenzi, P. (1999) S-nitrosylation of viral proteins: molecular bases for antiviral effect of nitric oxide. *IUBMB Life* 48, 25–31.

Comly, H.H. (1945) Cyanosis in infants caused by nitrates in well water. *Journal of the American Medical Association 129*, 112–116. Reprinted in same (1987), 257, 2788–2792.

Conrad, K.P., Joffe, G.M., Kruszyna, H., Kruszyna, R., Rochelle, L.G., Smith, R.P., Chavez, J.E. and Mosher, M.D. (1993) Identification of increased nitric oxide biosynthesis during pregnancy in rats. *FASEB Journal* 7, 566–571.

Cornblath, M. and Hartmann, A.F. (1948) Methemoglobinemia in young infants. *Journal of Pediatrics* 33, 421–425.

Corré, W.J. and Breimer, T. (1979) *Nitrate and Nitrite in Vegetables*. Centre for Agricultural Publishing and Documentation, Wageningen, 85 pp.

Correa, P. (1992) Human gastric carcinogenesis: a multistep and multifactorial process – First American Cancer Society award lecture on cancer epidemiology and prevention. *Cancer Research* 52, 6735–6740.

Correa, P., Haenszel, W., Coello, C., Archer, M. and Tannenbaum, S.R. (1975) A model for gastric cancer epidemiology. *Lancet*, July 12 (7924), 58–60.

Cortas, N.K. and Wakid, N.W. (1991) Pharmacokinetic aspects of inorganic nitrate ingestion in man. *Pharmacology and Toxicology* 68, 192–195.

Cottrell, R. (1987) Nitrate in water. *Nutrition and Food Science* 106, 20–21.

Csanady, M. and Straub, I. (1995) Health damage due to water pollution in Hungary. In: Reichard, E.G. and Zapponi, G.A. (eds) *Assessing and Managing Health Risks from Drinking Water Contamination: Approaches and Applications*. Proceedings of a symposium held in Rome. International Association of Hydrological Sciences (IAHS) Press, Wallingford, UK, pp. 147–152.

Cuello, C., Correa, P., Haenszel, W., Gordillo, G., Brown, C., Archer, M. and Tannenbaum, S. (1976) Gastric cancer in Colombia: I Cancer risk and suspect environmental agents. *Journal of the National Cancer Institute* 57, 1015–1020.

Curtis, N.E., Gude, N.M., King, R.G., Marriott, P.J., Rook, T.J. and Brennecke, S.P. (1995) Nitric oxide metabolites in normal human pregnancy and preeclampsia. *Hypertension in Pregnancy* 14, 339–349.

Dang Vu, B., Paul, J.L., Gaudric, M., Guerre, J., Yonger, J. and Ekindjian, O.G. (1994) N-nitroso compounds, nitrite and pH in human fasting gastric juice. *Carcinogenesis* 15, 2657–2659.

Danish National Agency of Environmental Protection (1984) Quality criteria for certain substances in drinking water. Guidance document no. 2, p. 37 (in Danish).

Davidge, S.T., Stranko, C.P. and Roberts, J.M. (1996) Urine but not plasma nitric oxide metabolites are decreased in women with preeclampsia. *American Journal of Obstetrics and Gynecology* 174, 1008–1013.

Davies, J.M. (1980) Stomach cancer mortality in Worksop and other Nottinghamshire mining towns. *British Journal of Cancer* 41, 438–445.

Davis, B.D., Dulbecco, R., Eisen, H.N. and Ginsberg, H.S. (1990) *Microbiology*, 4th edn. J.B. Lippincott Company, Philadelphia, pp. 730–732.

De Beer, J., Heyndrickx, A. and Timperman, J. (1975) Suicidal poisoning by nitrite. *European Journal of Toxicology* 8, 247–251.

Debreyne, P. (1846) *Thérapeutique Appliquée et Traitements Spéciaux*. J.B. Baillière, Paris.

Delwiche, C.C. (1970) The nitrogen cycle. *Scientific American* 223, 137–146.

Department of the Environment (1985) New standards for drinking water quality. Press notice 363 (23 July 1985), London.

Derache, R. and Derache, P. (1997) Ion nitrate et oxyde nitrique NO en nutrition et en toxicologie. *Cahiers de Nutrition et de Diététique* 32, 283–293.

Desai, K.M., Sessa, W.C and Vane, J.R. (1991) Involvement of nitric oxide in the reflex relaxation of the stomach to accommodate food or fluid. *Nature* 351, 477–479.

Diagonale des Nitrates (1991). *Etudes sur la Teneur en Nitrates de l'Alimentation*. Ministère des Affaires Sociales et de l'Intégration. Edition Adheb, Le Rheu, France, 21 pp.

Diem, K. (ed.) (1963) *Tables Scientifiques*, 6th edn. Documenta Geigy, Basel, 594 pp.

Donahoe, W.E. (1949) Cyanosis in infants with nitrates in drinking water as cause. *Pediatrics* 3, 308–311.

Dondorp, A.M., Planche, T., De Bel, E.E., Angus, B.J., Chotivanich, K.T., Silamut, K., Romijn, J.A., Ruangveerayuth, R., Hoek, F.J., Kager, P.A., Vreeken, J. and White, N.J. (1998) Nitric oxides in plasma, urine, and cerebrospinal fluid in patients with severe falciparum malaria. *American Journal of Tropical Medicine and Hygiene* 59, 497–502.

Dorsch, M.M., Calder, I.C., Roder, D.M. and Esterman, A.J. (1984a) Birth defects and the consumption of nitrates in food and water in the lower south-east of South Australia: an exploratory study. *Journal of Food and Nutrition* 41, 30–33.

Dorsch, M.M., Scragg, R.K.R., McMichael, A.J., Baghurst, P.A. and Dyer, K.F. (1984b) Congenital malformations and maternal drinking water supply in rural South Australia: a case-control study. *American Journal of Epidemiology* 119, 473–486.

Dougall, H.T., Smith, L., Duncan, C. and Benjamin, N. (1995) The effect of amoxycillin on salivary nitrite concentrations: an important mechanism of adverse reactions? *British Journal of Clinical Pharmacology* 39, 460–462.

Duby, J.J. (1998) Risque alimentaire et désinformation. In: *Risques et Peurs Alimentaires*. Odile Jacob, Paris, pp. 159–165.

Dudley, N. (1990) *Nitrates. The Threat to Food and Water*. Green Print, London, 118 pp.

Duncan, C., Dougall, H., Johnston, P., Green, S., Brogan, R., Leifert, C., Smith, L., Golden, M. and Benjamin, N. (1995) Chemical generation of nitric oxide in the mouth from the enterosalivary circulation of dietary nitrate. *Nature Medicine* 1, 546–551.

Duncan, C., Li, H., Dykhuizen, R., Frazer, R., Johnston, P., Mac Knight, G., Smith, L., Lamza, K., McKenzie, H., Batt, L., Kelly, D., Golden, M., Benjamin, N. and Leifert, C. (1997) Protection against oral and gastro-intestinal diseases: importance of dietary nitrate intake, oral nitrate reduction and enterosalivary circulation. *Comparative Biochemistry and Physiology* 118A, 939–948.

Dupeyron, J.-P., Monier, J.-P. and Fabiani, P. (1970) Nitrites alimentaires et méthémoglobinémies du nourrisson. *Annales de Biologie Clinique* 28, 331–336.

Dusdieker, L.B., Getchell, J.P., Liarakos, T.M., Hausler, W.J. and Dungy, C.I. (1994) Nitrate in baby foods. Adding to the nitrate mosaic. *Archives of Pediatrics and Adolescent Medicine* 148, 490–494.

Dusdieker, L.B., Stumbo, P.J., Kross, B.C. and Dungy, C.I. (1996) Does increased nitrate ingestion elevate nitrate levels in human milk? *Archives of Pediatric and Adolescent Medicine* 150, 311–314.

Dutt, M.C., Lim, H.Y. and Chew, R.K.H. (1987) Nitrate consumption and the incidence of gastric cancer in Singapore. *Food and Chemical Toxicology* 25, 515–520.

Dykhuizen, R.S., Copland, M., Smith, C.C., Douglas, G. and Benjamin, N. (1995) Plasma nitrate concentration and urinary nitrate excretion in patients with gastro-enteritis. *Journal of Infection* 31, 73–75.

Dykhuizen, R.S., Frazer, R., Duncan, C., Smith, C.C., Golden, M., Benjamin, N. and Leifert, C. (1996) Antimicrobial effect of acidified nitrite on gut pathogens:

importance of dietary nitrate in host defence. *Antimicrobial Agents and Chemotherapy* 40, 1422–1425.

Dykhuizen, R.S., Fraser, A., McKenzie, H., Golden, M., Leifert, C. and Benjamin, N. (1998) *Helicobacter pylori* is killed by nitrite under acidic conditions. *Gut* 42, 334–337.

Eardley, I. (1997) The role of phosphodiesterase inhibitors in impotence. *Expert Opinion on Investigational Drugs* 6, 1803–1810.

ECETOC (1988) *Nitrate and Drinking Water*. Technical report no. 27. European Centre for Ecotoxicology and Toxicology of Chemicals, Brussels, 165 pp.

Edgar, W.M. (1992) Saliva: its secretion, composition and functions. *British Dental Journal* 172, 305–312.

Egberts, J., van den Bosch, N. and Brand, R. (1999) Nitric oxide metabolites, cyclic guanosine 3′, 5′ monophosphate and dimethylarginines during and after uncomplicated pregnancies: a longitudinal study. *European Journal of Obstetrics and Gynecology and Reproductive Biology* 82, 35–40.

Eichholzer, M. and Gutzwiller, F. (1998) Dietary nitrates, nitrites, and N-nitroso compounds and cancer risk: a review of the epidemiological evidence. *Nutrition Reviews* 56, 95–105.

Eisenbrand, G., Spiegelhalder, B. and Preussmann, R. (1980) Nitrate and nitrite in saliva. *Oncology* 37, 227–231

Ellen, G. and Schuller, P.L. (1983) Nitrate, origin of continuous anxiety. In: Preussmann, R. (ed.) *Das Nitrosamin-Problem*. Deutsche Forschungsgemeinschaft, Verlag Chemie GmbH, Weinheim, pp. 97–134.

Ellen, G., Schuller, P.L., Bruijns, E., Froeling, P.G.A.M. and Baadenhuijsen, H. (1982a) Volatile N-nitrosamines, nitrate and nitrite in urine and saliva of healthy volunteers after administration of large amounts of nitrate. In: Bartsch, H., Castegnaro, M., O'Neil, I.K. and Okada, M. (eds) *N-nitrosocompounds: Occurrence and Biological Effects*. IARC Scientific Publications 41, Lyon, France, pp. 365–378.

Ellen, G., Schuller, P.L., Froeling, P.G.A.M. and Bruijns, E. (1982b) No volatile N-nitrosamines detected in blood and urine from patients ingesting daily large amounts of ammonium nitrate. *Food and Chemical Toxicology* 20, 879–882.

Ellis, G., Adatia, I., Yazdanpanah, M. and Makela, S.K. (1998) Nitrite and nitrate analyses: a clinical biochemistry perspective. *Clinical Biochemistry* 31, 195–220.

Ellis, M., Hiss, Y. and Shenkman, L. (1992) Fatal methemoglobinemia caused by inadvertent contamination of a laxative solution with sodium nitrite. *Israel Journal of Medicine Science* 28, 289–291.

Emmett, W. and Son Ltd (1998) Nitrates in spinach: results of screening and investigations. Company report, W. Emmett & Son Ltd., Byfleet, Surrey, August 1998, 25 pp.

EPA (1990) Drinking water criteria document on nitrate/nitrite. Prepared by Life Systems Inc., Cleveland, OH, for the Environmental Protection Agency, Criteria and Standards Division, Office of Drinking Water, Washington, DC.

EU (1980) Council Directive 80/778/EEC of 15 July 1980 on the quality of drinking water intended for human consumption. *Official Journal* L229, 30/08/1980, 11–26.

EU (1983) Commission of the European Communities. Report of the Scientific Committee for food on essential requirements of infant formulae and follow-up milk based on cow's milk proteins (14th series, Cat. No. EUR 8752). Opinion expressed on the 27 April 1983.

EU (1991a) Commission of the European Communities. First report of the Scientific Committee for Food on the Essential Requirements for Weaning Foods (24th series, Cat. No. EUR 13140). Opinions expressed on the 27 October 1989 and 30 March 1990.

EU (1991b) Council Directive 91/676/EEC of 12 December 1991 concerning the protection of waters against pollution caused by nitrates from agricultural sources. *Official Journal* L375, 31/12/1991, 1–8.

EU (1992) Commission of the European Communities. Reports of the Scientific Committee for Food on nitrates and nitrites (26th series). Opinion expressed on 19 October 1990, pp. 21–29.

EU (1995a) European Parliament and Council Directive 95/2/EC of 20 February 1995 on food additives other than colours and sweeteners. *Official Journal* L61, 18/3/1995, 1–40.

EU (1995b) European Commission Directorate-General III Industry. Scientific Committee for Food. Opinion on nitrate and nitrite expressed on 22 September 1995. Annex 4 to Document III/5611/95.

EU (1997) Commission Regulation (EC) No. 194/1997 of 31 January 1997 setting maximum levels for certain contaminants in foodstuffs. *Official Journal* L031, 1/2/1997, 48–50.

EU (1998) Council Directive 98/83/EC of 3 November 1998 on the quality of water intended for human consumption. *Official Journal* L330, 05/12/1998, 32–54.

EU (1999) Commission Regulation (EC) No. 864/1999 of 26 April 1999, Amending regulation (EC) No. 194/97 setting maximum levels for certain contaminants in foodstuffs. *Official Journal* L108, 16–18.

Eusterman, G.B. and Keith, N.M. (1929) Transient methemoglobinemia following administration of ammonium nitrate. *Medical Clinics of North America* 12, 1489–1496.

Ewing, M.C. and Mayon-White, R.M. (1951) Cyanosis in infancy from nitrates in drinking water. *Lancet* 260, 931–934.

Fan, A.M. and Steinberg, V.E. (1996) Health implications of nitrate and nitrite in drinking water: an update on methemoglobinemia occurrence and reproductive and developmental toxicity. *Regulatory Toxicology and Pharmacology* 23, 35–43.

Fandre, M., Coffin, R., Dropsy, G. and Bergel, J.-P. (1962) Epidémie de gastro-entérite infantile à *Escherichia coli* 0 127 B8 avec cyanose méthémoglobinémique. *Archives Françaises de Pédiatrie* 19, 1129–1131.

Fandrem, S.I., Kjuus, H., Andersen, A. and Amlie, E. (1993) Incidence of cancer among workers in a Norwegian nitrate fertiliser plant. *British Journal of Industrial Medicine* 50, 647–652.

Feinstein, A.R. (1997) Biases introduced by confounding and imperfect retrospective and prospective exposure assessments. In: Bate, R. (ed.) *What Risk? Science, Politics and Public Health*. Butterworth-Heinemann, Oxford, UK, pp. 37–48.

Filer, L.J., Lowe, C.U., Barness, L.A., Goldbloom, R.B., Heald, F.P., Holliday, M.A., Miller, R.W., O'Brien, D., Owen, G.M., Pearson, H.A., Scriver, C.R., Weil, W.B., Kine, O.L., Cravioto, J. and Whitten, C. (American Academy of Pediatrics; Committee on nutrition) (1970) Infant methemoglobinemia; the role of dietary nitrate. *Pediatrics* 46, 475–477.

Finan, A., Keenan, P., O'Donovan, F., Mayne, P. and Murphy, J. (1998) Methaemoglobinaemia associated with sodium nitrite in three siblings. *British Medical Journal* 317, 1138–1139.

Florin, T.H.J., Neale, G. and Cummings, J.H. (1990) The effect of dietary nitrate on nitrate and nitrite excretion in man. *British Journal of Nutrition* 64, 387–397.

Forman, D. (1991) Nitrate exposure and human cancer. In: Bogardi, I. and Kuzelka, R.D. (eds) *Nitrate Contamination Exposure Consequence and Control*. NATO ASI Series G30, Springer-Verlag, Berlin, pp. 281–288.

Forman, D., Al-Dabbagh, S. and Doll, R. (1985) Nitrates, nitrites and gastric cancer in Great Britain. *Nature* 313, 620–625.

Forman, D., Leach, S., Packer, P., Davey, G. and Heptonstall, J. (1992) Significant endogenous synthesis of nitrate does not appear to be a feature of influenza A virus infection. *Cancer Epidemiology, Biomarkers and Prevention* 1, 369–373.

Forte, P., Copland, M., Smith, L.M., Milne, E., Sutherland, J. and Benjamin, N. (1997) Basal nitric oxide synthesis in essential hypertension. *Lancet* 349, 837–842.

Forte, P., Dykhuizen, R.S., Milne, E., McKenzie, A., Smith, C.C. and Benjamin, N. (1999) Nitric oxide synthesis in patients with infective gastroenteritis. *Gut* 45, 355–361.

Fraser, P. and Chilvers, C. (1981) Health aspects of nitrate in drinking water. *The Science of the Total Environment* 18, 103–116.

Fraser, P., Chilvers, C., Day, M. and Goldblatt, P. (1989) Further results from a census based mortality study of fertiliser manufacturers. *British Journal of Industrial Medicine* 46, 38–42.

Fritsch, P., de Saint-Blanquat, G., Derache, R. and Canal, M.T. (1979) Cinétique de l'absorption intestinale, chez le rat, des nitrates et des nitrites. *Toxicological European Research (Puteaux)* 3, 141–147.

Fritsch, P., Canal, M.T. and de Saint Blanquat, G. (1983) Expérience en pair-feeding chez des rats traités au nitrate ou au nitrite de sodium. *Annals of Nutrition and Metabolism* 27, 38–47.

Fritsch, P., de Saint Blanquat, G. and Klein, D. (1985) Excretion of nitrates and nitrites in saliva and bile in the dog. *Food and Chemical Toxicology* 23, 655–659.

Froeling, P.G.A.M. and Prenen, H. (1977) Acute acid loads with different anions in patients with renal stones. *Netherlands Journal of Medicine* 20, 26–27.

Fytianos, K. and Zarogiannis, P. (1999) Nitrate and nitrite accumulation in fresh vegetables from Greece. *Bulletin of Environmental Contamination and Toxicology* 62, 187–192.

Gangolli, S.D., van den Brandt, P.A., Feron, V.J., Janzowsky, C., Koeman, J.H., Speijers, G.J.A., Spiegelhalder, B., Walker, R. and Wishnok, J.S. (1994) Nitrate, nitrite and N-nitroso-compounds. *European Journal of Pharmacology, Environmental Toxicology and Pharmacology Section* 292, 1–38.

Gatseva, P., Lazarova, An., Maximova, St. and Pavlova, K. (1996) Experimental data on the effect of nitrates entering the organism with the drinking water. *Folia Medica* 37, 75–83.

Gebara, B.M. and Goetting, M.G. (1994) Life-threatening methemoglobinemia in infants with diarrhea and acidosis. *Clinical Pediatrics* 33, 370–373.

Gelberg, K.H., Church, L., Casey, G., London, M., Roerig, D.S., Boyd, J. and Hill, M. (1999) Nitrate levels in drinking water in rural New York state. *Environmental Research Section A* 80, 34–40.

Geleperin, A., Moses, V.J. and Fox, G. (1976) Nitrate in water supplies and cancer. *Illinois Medical Journal* 149, 251–253.

Gendrin (1837) Note sur le traitement du rhumatisme articulaire aigu par le nitrate de potasse à haute dose. *Journal de Médecine et de Chirurgie Pratiques*. Imp. Decourchant, Article 1432, p. 115.

Genesca, J., Gonzalez, A., Segura, R., Catalan, R., Marti, R., Varela, E., Cardelina, G., Martinez, M., Lopez-Talavera, J.C., Esteban, R., Groszmann, R.J. and Guardia, J. (1999) Interleukin-6, nitric oxide, and the clinical and hemodynamic alterations of patients with liver cirrhosis. *American Journal of Gastroenterology* 94, 169–177.

Gilbert, A. and Yvon, P. (1911) *Formulaire de Pratique et de Thérapeutique Pharmacologique*. Doin, Paris.

Gilkeson, G., Cannon, C., Goldman, D. and Petri, M. (1996) Correlation of a serum measure of nitric oxide production with lupus disease activity measures. *Arthritis and Rheumatism* 39 (suppl. 9), S251.

Gilli, G., Corrao, C. and Favilli, S. (1984) Concentrations of nitrates in drinking water and incidence of gastric carcinomas: first descriptive study of the Piemonte region, Italy. *The Science of the Total Environment* 34, 35–48.

Giovannoni, G., Heales, S.J.R., Silver, N.C., O'Riordan, J., Miller, R.F., Land, J.M., Clark, J.B. and Thompson, E.J. (1997a) Raised serum nitrate and nitrite levels in patients with multiple sclerosis. *Journal of the Neurological Sciences* 145, 77–81.

Giovannoni, G., Land, J.M., Keir, G., Thompson, E.J. and Heales, S.J.R. (1997b) Adaptation of the nitrate reductase and Griess reaction methods for the measurement of serum nitrate plus nitrite levels. *Annals of Clinical Biochemistry* 34, 193–198.

Giovannoni, G., Miller, R.F., Heales, S.J.R., Land, J.M., Harrison, M.J.G. and Thompson, E.J. (1998) Elevated cerebrospinal fluid and serum nitrate and nitrite levels in patients with central nervous system complications of HIV-1 infection: a correlation with blood–brain-barrier dysfunction. *Journal of the Neurological Sciences* 156, 53–58.

Giroux, M. and Ferrières, J. (1998) Serum nitrates and creatinine in workers exposed to atmospheric nitrogen oxides and ammonia. *The Science of the Total Environment* 217, 265–269.

González, C.A., Riboli, E., Badosa, J., Batiste, E., Cardona, T., Pita, S., Sanz, J.M., Torrent, M. and Agudo, A. (1994) Nutritional factors and gastric cancer in Spain. *American Journal of Epidemiology* 139, 466–473.

Gonzalez-Crespo, M.R., Navarro, J.A., Arenas, J., Martin-Mola, E., De La Cruz, J. and Gomez-Reino, J.J. (1998) Prospective study of serum and urinary nitrate levels in patients with systemic lupus erythematosus. *British Journal of Rheumatology* 37, 972–977.

Gounelle de Pontanel, H., Astier-Dumas, M., Gulat-Marnay, C., Jacquet, J., Huynh Cong Hau, Boutibonnes, P., Custot, F. and Mezonnet, R. (1971) Problèmes hygiéniques posés par la carotte, particulièrement dans l'alimentation du jeune enfant (méthémoglobinémie, résidus d'insecticides). *Bulletin de l'Académie Nationale de Médecine* 155, 82–99.

Gowans, W.J. (1990) Fatal methemoglobinemia in a dental nurse. A case of sodium nitrite poisoning. *British Journal of General Practice* 40, 470–471.

Grabowski, P.S., England, A.J., Dykhuizen, R., Copland, M., Benjamin, N., Reid, D.M. and Ralston, S.H. (1996) Elevated nitric oxide production in rheumatoid arthritis. Detection using the fasting urinary nitrate: creatinine ratio. *Arthritis and Rheumatism* 39, 643–647.

Granli, T., Dahl, R., Brodin, P. and Bøckman, O.C. (1989) Nitrate and nitrite concentrations in human saliva: variations with salivary flow-rate. *Food and Chemical Toxicology* 27, 675–680.

Grasemann, H., Ioannidis, I., de Groot, H. and Ratjen, F. (1997) Metabolites of nitric oxide in the lower respiratory tract of children. *European Journal of Pediatrics* 156, 575–578.

Grasemann, H., Ioannidis, I., Tomkiewicz, R.P., de Groot, H., Rubin, B.K. and Ratjen, F. (1998) Nitric oxide metabolites in cystic fibrosis lung disease. *Archives of Disease in Childhood* 78, 49–53.

Grasset, E. and Lestradet, H. (1987) Fonctions du côlon chez l'homme. *Cahiers de Nutrition et de Diététique* 22, 196–200.

Green, L.C., Ruiz de Luzuriaga, K., Wagner, D.A., Rand, W., Istfan, N., Young, V.R. and Tannenbaum, S.R. (1981) Nitrate biosynthesis in man. *Proceedings of the National Academy of Sciences USA* 78, 7764–7768.

Green, L.C., Tannenbaum, S.R. and Fox, J.G. (1982) Nitrate in human and canine milk. *New England Journal of Medicine* 306, 1367–1368.

Greenwood, D.J. and Hunt, J. (1986) Effect of nitrogen fertiliser on the nitrate contents of field vegetables grown in Britain. *Journal of the Science of Food and Agriculture, Cambridge* 37, 373–383.

Griess, P. (1878) Über Metadiamidobenzol als Reagens auf salpetrige Saüre. *Berichte der Deutschen Chemischen Gesellschaft*, 624–627.

Griffin, J.P. (1997) Methemoglobinemia. *Adverse Drug Reactions and Toxicological Reviews* 16, 45–63.

Groenen, P.J., Pouw, H.J., Huis in't Veld, J.H.J. and Theuns, H.M. (1988) Influence of oral microflora and dental status on intra-oral nitrate/nitrite conversion after nitrate ingestion. Report no. A 88.509, The Netherlands Organization for Applied Scientific Research. TNO-CIVO Institutes, 55 pp.

Gruener, N. and Toeplitz, R. (1975) The effect of changes in nitrate concentration in drinking water on methemoglobin levels in infants. *International Journal of Environmental Studies* 7, 161–163.

Guarner, C., Soriano, G., Tomas, A., Bulbena, O., Novella, M.T., Balanzo, J. Vilardell, F., Mourelle, M. and Moncada, S. (1993) Increased serum nitrite and nitrate levels in patients with cirrhosis: relationship to endotoxemia. *Hepatology* 18, 1139–1143.

Gupta, S.K., Gupta, R.C., Gupta, A.B., Seth, A.K., Bassin, J.K. and Gupta, A. (2000a) Recurrent acute respiratory tract infections in areas with high nitrate concentrations in drinking water. *Environmental Health Perspectives* 108, 363–366.

Gupta, S.K., Gupta, R.C., Seth, A.K., Gupta, A.B., Bassin, J.K. and Gupta, A. (2000b) Methaemoglobinaemia in areas with high nitrate concentration in drinking water. *National Medical Journal of India* 13, 58–61.

Haas, M., Classen, H.G., Thöni, H., Classen, U.G. and Drescher, B. (1999) Persistent antihypertensive effect of oral nitrite supplied up to one year via the drinking water in spontaneously hypertensive rats. *Arzneimittel-Forschung/Drug Research* 49 (1), 318–323.

Hagmar, L., Bellander, T., Andersson, C., Lindén, K., Attewell, R. and Möller, T. (1991) Cancer morbidity in nitrate fertilizer workers. *International Archives of Occupational and Environmental Health* 63, 63–67.

Haldane, J. (1901) The red color of salted meat. *Journal of Hygiene (Cambridge)* 1, 115.

Hanekamp, J.C. (1998) *Nitrate and Public Health: an Overview*. K. Beckman (ed.). A 'Heidelberg Appeal Nederland' publication, 52 pp.

Hansson, L.-E., Nyren, O., Bergström, R., Wolk, A., Lindgren, A., Baron, J. and Adami, H.-O. (1994) Nutrients and gastric cancer risk. A population-based case-control study in Sweden. *International Journal of Cancer* 57, 638–644.

Hanukoglu, A., Fried, D. and Bodner, D. (1983) Methemoglobinemia in infants with enteritis. *The Journal of Pediatrics* 102, 161–162.

Harada, M., Ishiwata, H., Nakamura, Y., Tanimura, A. and Ishidate, M. (1975) Studies on *in vivo* formation of nitroso compounds (I) Changes of nitrite and nitrate concentrations in human saliva after ingestion of salted Chinese cabbage. *Journal of Food Hygienic Society of Japan* 16, 11–18.

Harper, R., Parkhouse, N., Green, C. and Martin, R. (1997) Nitric oxide production in burns: plasma nitrate levels are not increased in patients with minor thermal injuries. *Journal of Trauma: Injury, Infection, and Critical Care* 43, 467–474.

Harries, J.T. and Fraser, A.J. (1968) The acidity of the gastric contents of premature babies during the first fourteen days of life. *Biologia Neonatorum* 12, 186–193.

Harris, J.C., Rumack, B.H., Peterson, R.G. and McGuire, B.M. (1979) Methemoglobinemia resulting from absorption of nitrates. *Journal of the American Medical Association* 242, 2869–2871.

Hartman, P.E. (1982) Nitrates and nitrites: ingestion, pharmacodynamics, and toxicology. *Chemical Mutagens – Principles and Methods for their Detection* 7, 211–294.

Hartman, P.E. (1983) Review: Putative mutagens and carcinogens in foods. Nitrate/nitrite ingestion and gastric cancer mortality. *Environmental Mutagenesis* 5, 111–121.

Hausladen, A. and Fridovich, I. (1994) Superoxide and peroxynitrite inactivate aconitases, but nitric oxide does not. *Journal of Biological Chemistry* 269, 29,405–29,408.

Hecht, S.S. (1997) Approaches to cancer prevention based on an understanding of N-nitrosamine carcinogenesis. *Proceedings of the Society for Experimental Biology and Medicine* 216, 181–191.

Hecht, S.S. and Hoffmann, D. (1989) The relevance of tobacco-specific nitrosamines to human cancer. *Cancer Surveys* 8, 273–294.

Hegesh, E. and Shiloah, J. (1982) Blood nitrates and infantile methemoglobinemia. *Clinica Chimica Acta* 125, 107–125.

Henretig, F.M., Gribetz, B., Kearney, T., Lacouture, P. and Lovejoy, F.H. (1988) Interpretation of color change in blood with varying degree of methemoglobinemia. *Clinical Toxicology* 26, 293–301.

Hibbs, J.B., Westenfelder, C., Taintor, R., Vavrin, Z., Kablitz, C., Baranowski, R.L., Ward, J.H., Menlove, R.L., McMurry, M.P., Kushner, J.P. and Samlowski, W.E. (1992) Evidence for cytokine-inducible nitric oxide synthesis from L-arginine in patients receiving interleukin-2 therapy. *Journal of Clinical Investigation* 89, 867–877.

Hill, M.J. (1991a) Bacterial N-nitrosation and gastric carcinogenesis in humans. *Italian Journal of Gastroenterology* 23, 17–23.

Hill, M.J. (1991b) Nitrates and nitrites from food and water in relation to human disease. In: Hill, M. (ed.) *Nitrates and Nitrites in Food and Water*. Ellis Horwood, Chichester, UK, pp. 163–193.

Hill, M.J. (1999) Nitrate toxicity: myth or reality? *British Journal of Nutrition* 81, 343–344.

Hill, M.J. and Hawksworth, G. (1974) Some studies on the production of nitrosamines in the urinary bladder and their subsequent effects. In: Bogorski, P. and Walker, E.A. (eds) *N-nitroso Compounds in the Environment*. IARC Scientific Publications 9, Lyon, France, pp. 220–222.

Hoidal, C.R., Hall, A.H., Robinson, M.D., Kulig, K. and Rumack, B.H. (1986) Hydrogen sulfide poisoning from toxic inhalations of roofing asphalt fumes. *Annals of Emergency Medicine* 15, 826–830.

Hölscher, P.M. and Natzschka, J. (1964) Methämoglobinämie bei jungen Säuglingen durch nitrithaltigen Spinat. *Deutsche Medizinische Wochenschrift* 89, 1751–1754.

Holtan-Hartwig, L. and Bøckman, O.C. (1994) Ammonia exchange between crops and air. *Norwegian Journal of Agricultural Sciences* Suppl. 14, 1–41.

Höring, H., Dobberkau, H.-J. and Seffner, W. (1988) Antithyreoidale umweltchemikalien. *Zeitschrift für die gesamte Hygiene und ihre Grenzgebiete* 34, 170–173.

Hornung, W. (1999) The role of nitrates in the eutrophication and acidification of surface waters. In: Wilson, W.S., Ball, A.S. and Hinton, R.H. (eds) *Managing Risks of Nitrates to Humans and the Environment*. The Royal Society of Chemistry, Cambridge, UK, pp. 155–174.

Hotchkiss, J.H. (1988) Nitrate, nitrite balance, and de novo synthesis of nitrate. *American Journal of Clinical Nutrition* 47, 161–162.

House of Lords (1989) Nitrate in water. Select Committee on the European Communities. 16th report. HMSO, London, 51 pp.

Hovenga, S., Koenders, M.E.F., van der Werf, T.S., Moshage, H. and Zijlstra, J.G. (1996) Methaemoglobinaemia after inhalation of nitric oxide for treatment of hydrochlorothiazide-induced pulmonary oedema. *Lancet* 348, 1035–1036.

Hsu, C.-D., Aversa, K., Meaddough, E., Lee, I.-S. and Copel, J.A. (1997) Elevated amniotic fluid nitric oxide metabolites and cyclic guanosine 3′, 5′– monophosphate in pregnant women with intraamniotic infection. *American Journal of Obstetrics and Gynecology* 177, 793–796.

Hsu, C.-D., Aversa, K.R., Lu, L.C., Meaddough, E., Jones, D., Bahado-Singh, R.O., Copel, J.A. and Lee, I.S. (1999) Nitric oxide: a clinically important amniotic fluid marker to distinguish between intra-amniotic mycoplasma and non-mycoplasma infections. *American Journal of Perinatology* 16, 161–166.

Huang, C.-C. and Chu, N.-S. (1987) A case of acute hydrogen sulfide (H_2S) intoxication successfully treated with nitrites. *Journal of the Formosan Medical Association* 86, 1018–1020.

Hudson, R.J.M., Gherini, S.A. and Goldstein, R.A. (1994) Modeling the global carbon cycle: nitrogen fertilization of the terrestrial biosphere and the 'missing' CO_2 sink. *Global Biogeochemical Cycles* 8, 307–333.

Hunt, J. and Turner, M.K. (1994) A survey of nitrite concentrations in retail fresh vegetables. *Food Additives and Contaminants* 11, 327–332.

Iizuka, T., Sasaki, M., Oishi, K., Uemura, S., Koike, M. and Minatogawa, Y. (1997) Nitric oxide may trigger lactation in humans. *Journal of Pediatrics* 131, 839–843.

Iizuka, T., Sasaki, M., Oishi, K., Uemura, S. and Koike, M. (1998) The presence of nitric oxide synthase in the mammary glands of lactating rats. *Pediatric Research* 44, 197–200.

Iizuka, T., Sasaki, M., Oishi, K., Uemura, S., Koike, M. and Shinozaki, M. (1999) Non-enzymatic nitric oxide generation in the stomachs of breastfed neonates. *Acta Paediatrica* 88, 1053–1055.

Ikeda, M., Sato, I., Matsunaga, T., Takahashi, M., Yuasa, T. and Murota, S. (1995) Cyclic guanosine monophosphate (cGMP), nitrite and nitrate in the cerebrospinal fluid in meningitis, multiple sclerosis and Guillain-Barré syndrome. *Internal Medicine* 34, 734–737.

ISCWQT (International Standing Committee on Water Quality and Treatment) (1974) Nitrates in Water Supplies. *Aqua* 1, 5–25.

Iyengar, R., Stuehr, D.J. and Marletta, M.A. (1987) Macrophage synthesis of nitrite, nitrate, and N-nitrosamines: precursors and role of the respiratory burst. *Proceedings of the National Academy of Sciences USA* 84, 6369–6373.

Jacobs, M.F. and Keith, N.M. (1926) The use of diuretics in cardiac edema. *Medical Clinics of North America* 10, 605–610.

Jaekle, R.K., Lutz, P.D., Rosenn, B., Siddiqi, T.A. and Myatt, L. (1994) Nitric oxide metabolites and preterm pregnancy complications. *American Journal of Obstetrics and Gynecology* 171, 1115–1119.

Janzowski, C. and Eisenbrand, G. (1995) Aspects to be considered for risk assessment concerning endogenously formed N-nitroso-compounds. In: *Proceedings of the International Workshop on Health Aspects of Nitrates and its Metabolites (Particularly Nitrite)*, Bilthoven (Netherlands), 8–10 November 1994. Council of Europe Press, Strasbourg, pp. 313–330.

Jarvis, S.C. (1999) Nitrogen dynamics in natural and agricultural ecosystems. In: Wilson, W.S., Ball, A.S. and Hinton, R.H. (eds) *Managing Risks of Nitrates to Humans and the Environment*. Royal Society of Chemistry, Cambridge, UK, pp. 2–20.

Jean-Louis, F., Fisher, J., Brodsky, N. and Hurt, H. (1993) Gastric pH in very low birth weight (VLBW) infants in the first postnatal week. *Pediatric Research* 33, 216 A.

Jensen, O.M. (1982) Nitrate in drinking water and cancer in Northern Jutland, Denmark, with special reference to stomach cancer. *Ecotoxicology and Environmental Safety* 6, 258–267.

Johnson, C.J. and Bonrud, P. (1988) Methemoglobinemia: is it coming back to haunt us? *Health and Environment Digest* 1, 3–4.

Johnson, C.J., Bonrud, P.A., Dosch, T.L., Kilness, A.W., Senger, K.A., Busch, D.C. and Meyer, M.R. (1987) Fatal outcome of methemoglobinemia in an infant. *Journal of the American Medical Association* 257, 2796–2797.

Joint Iran-International Agency for Research on Cancer Study Group (1977) Esophageal cancer studies in the Caspian Littoral of Iran: results of population studies – a prodrome. *Journal of the National Cancer Institute* 59, 1127–1138.

Jolly, B.T., Monico, E.P. and Mc Devitt, B. (1995) Methemoglobinemia in an infant: case report and review of the literature. *Pediatric Emergency Care* 11, 294–297.

Joossens, J.V., Hill, M.J., Elliott, P., Stamler, R., Stamler, J., Lesaffre, E., Dyer, A., Nichols, R. and Kesteloot, H. on behalf of European Cancer Prevention (ECP) and the Intersalt Cooperative Research Group (1996) Dietary salt, nitrate and stomach cancer mortality in 24 countries. *International Journal of Epidemiology* 25, 494–504.

Juhasz, L., Hill, M.J. and Nagy, G. (1980) Possible relationship between nitrate in drinking water and incidence of stomach cancer. In: Walker, E.A., Griciute, L., Castegnaro, M. and Börzsöny, M. (eds) *N-nitroso Compounds: Analysis, Formation and Occurrence.* IARC Scientific Publications 31, Lyon, France, pp. 619–623.

Jungersten, L., Edlund, A., Hafström, L.O., Karlsson, L., Petersson, A.-S. and Wennmalm, A. (1993) Plasma nitrate as an index of immune system activation in animals and man. *Journal of Clinical and Laboratory Immunology* 40, 1–4.

Jungersten, L., Edlund, A., Petersson, A.-S. and Wennmalm, Å. (1996) Plasma nitrate as an index of nitric oxide formation in man: analyses of kinetics and confounding factors. *Clinical Physiology* 16, 369–379.

Kaarstad, O. (1997) Fertilizer's significance for cereal production and cereal yield from 1950 to 1995. In: Mortvedt, J.J. (ed.) *International Symposium on Fertilization and the Environment.* Technicon-Israel Institute of Technology, Haifa, Israel, pp. 56–64.

Kamiyama, J., Ohshima, H., Shimada, A., Saito, N., Bourgade, M.-C., Ziegler, P. and Bartsch, H. (1987) Urinary excretion of N-nitrosamino acids and nitrate by inhabitants in high- and low-risk areas for stomach cancer in northern Japan. In: Bartsch, H., O'Neill, I.K. and Schulte-Hermann, R. (eds) *Relevance of N-nitroso Compounds to Human Cancer: Exposure and Mechanisms.* IARC Scientific Publications 84, Lyon, France, pp. 497–502.

Kammerer, M. (1994) Etude expérimentale de la toxicité chronique de l'ion nitrate chez le lapin. Thèse de doctorat d'université. Faculté des sciences et des techniques, Université de Nantes, France.

Kammerer, M., Pinault, L. and Pouliquen, H. (1992) Teneur en nitrate du lait. Relation avec sa concentration dans l'eau d'abreuvement. *Annales de Recherches Vétérinaires* 23, 131–138.

Kaplan, A., Smith, C., Promnitz, D.A., Joffe, B.I. and Seftel, H.C. (1990) Methaemoglobinaemia due to accidental sodium nitrite poisoning. *South African Medical Journal* 77, 300–301.

Kay, M.A., O'Brien, W., Kessler, B., McVie, R., Ursin, S., Dietrich, K. and McCabe, E.R.B. (1990) Transient organic aciduria and methemoglobinemia with acute gastroenteritis. *Pediatrics* 85, 589–592.

Keating, J.P., Lell, M.E., Strauss, A.W., Zarkowsky, H. and Smith, G.E. (1973) Infantile methemoglobinemia caused by carrot juice. *New England Journal of Medicine* 288, 824–826.

Keith, N.M., Whelan, M. and Bannick, E.G. (1930) The action and excretion of nitrates. *Archives of Internal Medicine* 46, 797–832.

Kiese, M. (1974) *Methemoglobinemia: a Comprehensive Treatise. Causes, Consequences, and Correction of Increased Contents of Ferrihemoglobin in Blood.* CRC Press, Cleveland, Ohio, 260 pp.

Kiese, M. and Weger, N. (1969) Formation of ferrihaemoglobin with aminophenols in the human for the treatment of cyanide poisoning. *European Journal of Pharmacology* 7, 97–105.

Kinzig, A.P. and Socolow, R.H. (1994) Human impacts on the nitrogen cycle. *Physics Today* 47 (November), 24–31.

Kitagawa, H., Takeda, F. and Kohei, H. (1990) Effect of endothelium-derived relaxing factor on the gastric lesion induced by HCl in rats. *Journal of Pharmacology and Experimental Therapeutics* 253, 1133–1137.

Kleinjans, J.C.S., Albering, H.J., Marx, A., van Maanen, J.M.S., van Agen, B., ten Hoor, F., Swaen, G.M.H. and Mertens, P.L.J.M. (1991) Nitrate contamination of drinking water: evaluation of genotoxic risk in human populations. *Environmental Health Perspectives* 94, 189–193.

Knekt, P., Järvinen, R., Dich, J. and Hakulinen, T. (1999) Risk of colorectal and other gastro-intestinal cancers after exposure to nitrate, nitrite and N-nitroso compounds: a follow-up study. *International Journal of Cancer* 80, 852–856.

Knight, T.M., Forman, D., Pirastu, R., Comba, P., Iannarilli, R., Cocco, P.L., Angotzi, G., Ninu, E. and Schierano, S. (1990) Nitrate and nitrite exposure in Italian populations with different gastric cancer rates. *International Journal of Epidemiology* 19, 510–515.

Knobeloch, L. and Anderson, H.A. (2001) Methaemoglobinaemia: response to Avery. *Environmental Health Perspectives* 109 (1), A13–A14.

Knobeloch, L., Krenz, K., Anderson, H. and Hovell, C. (1993) Methemoglobinemia in an infant – Wisconsin. *Morbidity and Mortality Weekly Report* 42, 217–219 (erratum: 1993, 42, 342).

Knobeloch, L., Salna, B., Hogan, A., Postle, J. and Anderson, H. (2000) Blue babies and nitrate-contaminated well water. *Environmental Health Perspectives* 108, 675–678.

Knotek, Z. and Schmidt, P. (1960) Contribution to the mechanism of the occurrence of nitrate alimentary methemoglobinemia in infants. II. The effect of dried milk. *Ceskoslovenska Hygiena* 5, 592–599 (in Czech).

Knotek, Z. and Schmidt, P. (1964) Pathogenesis, incidence, and possibilities of preventing alimentary nitrate methemoglobinemia in infants. *Pediatrics* 34, 78–83.

Kono, S. and Hirohata, T. (1996) Nutrition and stomach cancer. *Cancer Causes and Control* 7, 41–55.

Kortboyer, J.M., Colbers, E.P.H., Vaessen, H.A.M.G., Groen, K., Zeilmaker, M.J., Slob, W., Speijers, G.J.A. and Meulenbelt, J. (1995) A pilot-study to investigate nitrate and nitrite kinetics in healthy volunteers with normal and artificially increased gastric pH after sodium nitrate ingestion. In: *Proceedings of the International Workshop on Health Aspects of Nitrates and its Metabolites (Particularly Nitrite)*, Bilthoven (Netherlands), 8–10 November 1994. Council of Europe Press, Strasbourg, pp. 269–284.

Kosaka, H. and Tyuma, I. (1987) Mechanism of autocatalytic oxidation of oxyhaemoglobin by nitrite. *Environmental Health Perspectives* 78, 147–151.

Kosaka, H., Imaizumi, K., Imai, K. and Tyuma, I. (1979) Stoichiometry of the reaction of oxyhemoglobin with nitrite. *Biochimica et Biophysica Acta* 581, 184–188.

Kosaka, H., Wishnok, J.S., Miwa, M., Leaf, C.D. and Tannenbaum, S.R. (1989) Nitrosation by stimulated macrophages. Inhibitors, enhancers and substrates. *Carcinogenesis* 10, 563–566.

Koshland, D.E. (1992) The molecule of the year. *Science* 258, 1861.

Kostraba, J.N., Gay, E.C., Rewers, M. and Hamman, R.F. (1992) Nitrate levels in community drinking waters and risk of IDDM. An ecological analysis. *Diabetes Care* 15, 1505–1508.

Krafte-Jacobs, B., Brilli, R., Szabo, C., Denenberg, A., Moore, L. and Salzman, A.L. (1997) Circulating methemoglobin and nitrite/nitrate concentrations as indicators of nitric oxide overproduction in critically ill children with septic shock. *Critical Care Medicine* 25, 1588–1593.

Kross, B.C., Hallberg, G.R., Bruner, D.R., Cherryholmes, K. and Johnson, J.K. (1993) The nitrate contamination of private well water in Iowa. *American Journal of Public Health* 83, 270–272.

Kupferminc, M., Silver, R., Russell, T., Adler, R., Mullen, T. and Caplan, M. (1996) Evaluation of nitric oxide as a mediator of severe preeclampsia. *American Journal of Obstetrics and Gynecology* 174, 451.

Kyrtopoulos, S.A. (1989) N-nitroso compound formation in human gastric juice. *Cancer Surveys* 8, 423–442.

Kyrtopoulos, S.A., Pignatelli, B., Karkanias, G., Golematis, B. and Esteve, J. (1991) Studies in gastric carcinogenesis. V. The effects of ascorbic acid on N-nitroso compound formation in human gastric juice *in vivo* and *in vitro*. *Carcinogenesis* 12, 1371–1376.

Laakso, M., Mutru, O., Isomäki, H. and Koota, K. (1986) Cancer mortality in patients with rheumatoid arthritis. *Journal of Rheumatology* 13, 522–526.

L and de B (1759) *Dictionnaire Portatif de Santé*, par Mr L., ancien médecin des armées du Roi et Mr. de B., médecin des hôpitaux.

La Vecchia, C., Ferraroni, M., D'Avanzo, B., Decarli, A. and Franchesci, S. (1994) Selected micronutrient intake and the risk of gastric cancer. *Cancer Epidemiology, Biomarkers and Prevention* 3, 393–398.

Lægreid, M., Bøckman, O.C. and Kaarstad, O. (1999) *Agriculture, Fertilizers and the Environment*. CAB International, Wallingford, UK, 294 pp.

Lamarque, D., Kiss, J., Whittle, B. and Delchier, J.-C. (1996) Rôle du monoxyde d'azote dans le maintien de l'intégrité muqueuse et dans la pathologie inflammatoire gastro-intestinale. *Gastroentérologie Clinique et Biologique* 20, 1085–1098.

Landmann, G. (1990) Bilan de 5 années de recherches (1985–1990) dans le cadre du programme DEFORPA. *La Santé des Forêts* 51–55.

Laue, W., Thiemann, M., Scheibler, E. and Wiegand, K.W. (1991) Nitrates and nitrites. In: Elvers, B., Hawkins, S. and Schulz, G. (eds) *Ullmann's Encyclopedia of Industrial Chemistry, Fifth Edition, Volume A17*, pp. 265–266, 271–272.

Law, G., Parslow, R., McKinney, P. and Cartwright, R. (1999) Non-Hodgkin's lymphoma and nitrate in drinking water: a study in Yorkshire, United Kingdom. *Journal of Epidemiology and Community Health* 53, 383–384.

Leach, S.A., Thompson, M. and Hill, M. (1987) Bacterially catalysed N-nitrosation reactions and their relative importance in the human stomach. *Carcinogenesis* 8, 1907–1912.

Leaf, C.D. and Tannenbaum, S.R. (1996) The role of dietary nitrate and nitrite in human cancer. In: Watson, R. and Mufti, S.I. (eds) *Nutrition and Cancer Prevention*. CRC Press, Boca Raton, Florida, pp. 317–324.

Leaf, C.D., Vecchio, A.J., Roe, D.A. and Hotchkiss, J.H. (1987) Influence of ascorbic acid dose on N-nitrosoproline formation in humans. *Carcinogenesis* 8, 791–795.

Leaf, C.D., Wishnok, J.S. and Tannenbaum, S.R. (1990) Nitric oxide: the dark side. In: Moncada, S. and Higgs, E.A. (eds) *Nitric Oxide from L-Arginine: a Bioregulatory System*. Elsevier Science, Amsterdam, pp. 291–299.

Lebby, T., Roco, J.J. and Arcinue, E.L. (1993) Infantile methemoglobinemia associated with acute diarrheal illness. *American Journal of Emergency Medicine* 11, 471–472.

Leclerc, H., Vincent, P. and Vandevenne, P. (1991) Nitrates de l'eau de boisson et cancer. *Annales de Gastroentérologie et d'Hépatologie* 27, 326–332.

Lee, K., Greger, J.L., Consaul, J.R., Graham, K.L. and Chinn, B.L. (1986) Nitrate, nitrite balance, and de novo synthesis of nitrate in humans consuming cured meats. *American Journal of Clinical Nutrition* 44, 188–194.

Lefebvre, J.-M. (1976) Les nitrates et nitrites dans les plantes. *Annales de la Nutrition et de l'Alimentation* 30, 661–665.

Lehman, A.J. (1958) Quarterly report to the edition on topics of current interest. Nitrates and nitrites in meat products. *Quarterly Bulletin, Association of Food and Drug Officials* 22, 136–138.

Leméry, N. (1733) *Dictionnaire Universel des Drogues Simples, Contenant leurs Noms, Origine, Choix, Principes, Vertus, Etimologie; et ce qu'il y a de particulier dans les Animaux, dans les Végétaux et dans les Minéraux.* Veuve d'Houry, Paris.

Leone, A.M., Francis, P.L., Rhodes, P. and Moncada, S. (1994) A rapid and simple method for the measurement of nitrite and nitrate in plasma by high performance capillary electrophoresis. *Biochemical and Biophysical Research Communications* 200, 951–957.

L'hirondel, J. (1964) Les régimes prolongés à base de soupe de carottes. *Ouest Medical* 23, 1159–1162.

L'hirondel, J. (1993a) Le métabolisme des nitrates et des nitrites chez l'homme. *Cahiers de Nutrition et de Diététique* 28, 341–349.

L'hirondel, J. (1993b) Les méthémoglobinémies du nourrisson. Données nouvelles. *Cahiers de Nutrition et de Diététique* 28, 35–40.

L'hirondel, J. (1994) Les nitrates de l'alimentation chez l'homme: métabolisme et innocuité. Food nitrates in humans: metabolism and innocuity. *Comptes Rendus de l'Académie d'Agriculture de France* 80, 41–52.

L'hirondel, J. and L'hirondel, J.-L. (1996) *Les Nitrates et l'Homme, le Mythe de leur Toxicité.* Editions de l'Institut de l'Environnement, Liffré, France, 142 pp.

L'hirondel, J., Guihard, J., Morel, C., Freymuth, F., Signoret, N. and Signoret, C. (1971) Une cause nouvelle de méthémoglobinémie du nourrisson: la soupe de carottes. *Annales de Pédiatrie* 18, 625–632.

L'hirondel, J.-L. (1998) L'innocuité des nitrates alimentaires. *Médecine/Sciences* 14, 636–639.

L'hirondel, J.-L. (1999a) Dietary nitrates pose no threat to human health. In: Mooney, L. and Bate, R. (eds) *Environmental Health. Third World Problems – First World Preoccupations.* Butterworth-Heinemann, Oxford, UK, pp. 119–128.

L'hirondel, J.-L. (1999b) Are dietary nitrates a threat to human health? In: Morris, J. and Bate, R. (eds) *Fearing Food: Risk, Health and Environment.* Butterworth-Heinemann, Oxford, UK, pp. 38–46.

L'hirondel, J.-L. (1999c) Nitrates: une erreur mondiale. *Le Quotidien du Médecin* 6457, 59.

L'hirondel, J.-L. (2000) Les effets bénéfiques des nitrates alimentaires. Implications sanitaires. *Fusion* 82, 41–45.

Li, H., Duncan, C., Townend, J., Killham, K., Smith, L.M., Johnston, P., Dykhuizen, R., Kelly, D., Golden, M., Benjamin, N. and Leifert, C. (1997) Nitrate-reducing bacteria on rat tongues. *Applied and Environmental Microbiology* 63, 924–930.

Licht, W.R. and Deen, W.M. (1988) Theoretical model for predicting rates of nitrosamine and nitrosamide formation in the human stomach. *Carcinogenesis* 9, 2227–2237.

Licht, W.R., Tannenbaum, S.R. and Deen, W.M. (1988) Use of ascorbic acid to inhibit nitrosation: kinetic and mass transfer considerations for an *in vitro* system. *Carcinogenesis* 9, 365–372.

Lindquist, B. and Söderhjelm, L. (1975) Nitrate in childrens food and the risk for methaemoglobinaemia. *Läkartidningen* 72, 3011–3012. (In Swedish.)

Littré, E. (1886) *Dictionnaire de Médecine, de Chirurgie, de Pharmacie, de l'Art Vétérinaire et des Sciences qui s'y Rapportent*, 16th edn. J.-B. Baillière et Fils, Paris, 1876 pp.

Luca, D., Ráileanu, L., Luca, V. and Duda, R. (1985) Chromosomal aberrations and micronuclei induced in rat and mouse bone marrow cells by sodium nitrate. *Mutation Research* 155, 121–125.

Luepker, R.V., Pechacek, T.F., Murray, D.M., Johnson, C.A., Hund, F. and Jacobs, D.R. (1981) Saliva thiocyanate: a chemical indicator of cigarette smoking in adolescents. *American Journal of Public Health* 71, 1320–1324.

Lu, G. and Yan-Sheng, G. (1991) Acute nitrate poisoning: a report of 80 cases. *American Journal of Emergency Medicine* 9, 200–201.

Luhby, A.L., Glass, G.B.J. and Slobody, L.B. (1954) Studies of the gastric mucoprotein secretion in infants and children. *American Journal of Diseases of Children* 88, 517.

Lukens, J.N. (1987) The legacy of well-water methemoglobinemia. *Journal of the American Medical Association* 257, 2793–2795.

Lundberg, J.O.N., Weitzberg, E., Lundberg, J.M. and Alving, K. (1994) Intragastric nitric oxide production in humans: measurements in expelled air. *Gut* 35, 1543–1546.

Lundberg, J.O.N., Carlsson, S., Engstrand, L., Morcos, E., Wiklund, N.P. and Weitzberg, E. (1997) Urinary nitrite: more than a marker of infection. *Urology* 50, 189–191.

Lutynski, R., Steczek-Wojdyla, M., Wojdyla, Z. and Kroch, S. (1996) The concentrations of nitrates and nitrites in food products and environment and the occurrence of acute toxic methemoglobinemias. *Przeglad Lekarski* 53, 351–355.

Maekawa, A., Ogiu, T., Onodera, H., Furuta, K., Matsuoka, C., Ohno, Y. and Odashima, S. (1982) Carcinogenicity studies of sodium nitrite and sodium nitrate in F-344 rats. *Food and Chemical Toxicology* 20, 25–33.

MAFF (1987) *Nitrate, Nitrite and N-nitroso Compounds in Food*. The working party on nitrate and nitrite compounds in food. Food Surveillance Paper no. 20, Ministry of Agriculture, Fisheries and Food, HMSO, London.

MAFF (1992) *Nitrate, Nitrite and N-nitroso Compounds in Food: Second Report*. Food surveillance paper no. 32. Ministry of Agriculture, Fisheries and Food, HMSO, London, 77 pp.

Magee, P.N. and Barnes, J.M. (1956) The production of malignant primary hepatic tumours in the rat by feeding dimethylnitrosamine. *British Journal of Cancer* 10, 114–122.

Malberg, J.W., Savage, E.P. and Osteryoung, J. (1978) Nitrates in drinking water and the early onset of hypertension. *Environmental Pollution* 15, 155–160.

Maleysson, F. and Michels, S. (1993) Nitrates dans les légumes. Les progrès se font attendre. *Que Choisir* 297, 35–37.

Manley, C.H. (1945) A fatal case of sodium nitrite poisoning. *Analyst* 70, 50.

Mansouri, A. and Lurie, A.A. (1993) Concise review: methemoglobinemia. *American Journal of Haematology* 42, 7–12.

Marco, A., Quilchano, C. and Blaustein, A.R. (1999) Sensitivity to nitrate and nitrite in pond-breeding amphibians from the Pacific Northwest, USA. *Environmental Toxicology and Chemistry* 18, 2836–2839.

Maringe, E. (1987) Environnement et incidence des cancers digestifs. Etude dans le département de la Côte-d'Or (1976–1984). Thèse de Médecine, Université de Dijon, France.

Mariotti, A. (1998) Nitrate: un polluant de longue durée. *Pour la Science* 249, 60–65.

Markowitz, K. and Kim, S. (1990) Hypersensitive teeth. Experimental studies of dentinal desensitizing agents. *Dental Clinics of North America* 34, 491–501.

Markowitz, K. and Kim, S. (1992) The role of selected cations in the desensitization of intradental nerves. *Proceedings of the Finnish Dental Society* 88 (Suppl. I), 39–54.

Marletta, M.A., Tayeh, M.A. and Hevel, J.M. (1990) Unraveling the biological significance of nitric oxide. *BioFactors* 2, 219–225.

Marriott, W.M., Hartmann, A.F. and Senn, M.J.E. (1933) Observations on the nature and treatment of diarrhea and the associated systemic disturbances. *Journal of Pediatrics* 3, 181–191.

Matsumoto, A., Hirata, Y., Kakoki, M., Nagata, D., Momomura, S., Sugimoto, T., Tagawa, H. and Omata, M. (1999) Increased excretion of nitric oxide in exhaled air of patients with chronic renal failure. *Clinical Science* 96, 67–74.

May, R.B. (1985) An infant with sepsis and methemoglobinemia. *The Journal of Emergency Medicine* 3, 261–264.

Mayerhofer, E. (1913) Der Harn des Säuglings. *Ergebnisse der inneren Medizin und Kinderheilkunde* 12, 553–618 (p. 579).

McKee, J.E. and Wolf, H.W. (1963) *Water Quality Criteria*, 2nd edn. State Water Quality Control Board, Sacramento, California, 548 pp.

McKenna, P. (1998) *Report on the Commission Reports on the Implementation of Council Directive 91/676/EEC*. Committee on the Environment, Public Health and Consumer Protection (A4–0284/98), EC, Brussels.

McKinney, P.A., Parslow, R. and Bodansky, H.J. (1999) Nitrate exposure and childhood diabetes. In: Wilson, W.S., Ball, A.S. and Hinton, R.H. (eds) *Managing Risks of Nitrates to Humans and the Environment*. Royal Society of Chemistry, Cambridge, UK, pp. 327–339.

McKnight, G.M., Smith, L.M., Drummond, R.S., Duncan, C.W., Golden, M. and Benjamin, N. (1996) Chemical synthesis of nitric oxide in the stomach from dietary nitrate in man. *Gastroenterology* 110, 4, A 1099.

McKnight, G.M., Smith, L.M., Drummond, R.S., Duncan, C.W., Golden, M. and Benjamin, N. (1997a) Chemical synthesis of nitric oxide in the stomach from dietary nitrate in humans. *Gut* 40, 211–214.

McKnight, G.M., Smith, L.M., Golden, M. and Benjamin, N. (1997b) Dietary nitrate inhibits human platelet aggregation. *Gastroenterology* 112 (4 suppl.), A 893.

McKnight, G.M., Duncan, C.W., Leifert, C. and Golden, M.H. (1999) Dietary nitrate in man: friend or foe? *British Journal of Nutrition* 81, 349–358.

Melichar, B., Bures, J., Komarkova, O., Rejchrt, S., Fixa, B. and Karlicek, R. (1995) Increased gastric juice nitrate is associated with biliary reflux and *Helicobacter pylori* infection. *American Journal of Gastroenterology* 90, 1190–1191.

Meredith, T.J., Jacobsen, D., Haines, J.A., Berger, J.-C. and Van Heijst, A.N.P. (1993) *Antidotes for Poisoning by Cyanide*. International Program on Chemical Safety/Commission of the European Communities. Cambridge University Press.

Meunier, P., Minaire, Y. and Lambert, R. (1988) *La Digestion*, 2nd edn. Simep, Paris, pp. 120–133.

Miller, C.T. (1984) Unscheduled DNA synthesis in human leukocytes after a fish (amine source) meal with or without salad (nitrite source). In: O'Neill, I.K., von Borstel, R.C., Miller, C.T., Long, J. and Bartsch, H. (eds) *N-nitroso Compounds: Occurrence, Biological Effects and Relevance to Human Cancer*. IARC Scientific Publications no. 57, Lyon, France, pp. 609–613.

Miller, R.A. (1941) Observations on the gastric acidity during the first month of life. *Archives of Disease in Childhood* 16, 22–30.

Mirvish, S.S. (1995) Role of N-nitroso compounds (NOC) and N-nitrosation in the etiology of gastric, esophageal, nasopharyngeal and bladder cancer and contribution to cancer of known exposures to NOC. *Cancer Letters* 93, 17–48.

Mirvish, S.S., Patil, K., Ghadirian, P. and Kommineni, V.R.C. (1975) Disappearance of nitrite from the rat stomach: contribution of emptying and other factors. *Journal of the National Cancer Institute* 54, 869–875.

Mitchell, H.H., Shonle, H.A. and Grindley, H.S. (1916) The origin of the nitrates in the urine. *Journal of Biological Chemistry* 24, 461–490.

Mitsui, T. and Kondo, T. (1999) Vegetables, high nitrate foods, increased breath nitrous oxide. *Digestive Diseases and Science* 44, 1216–1219.

Miwa, M., Stuehr, D.J., Marletta, M.A., Wishnok, J.S. and Tannenbaum, S.R. (1987) Nitrosation of amines by stimulated macrophages. *Carcinogenesis* 8, 955–958.

Moeschlin, S. (1972) *Klinik und Therapie der Vergiftungen. 2 neubearbeitete Auflage*. Georg Thieme Verlag, Stuttgart, pp. 145–147.

Möhler, K. and Zeltner, I. (1981) Das nitrat/nitritproblem in der menschlichen nahrung. II. Vorkommen von nitrat, nitrit und thiocyanat im menschlichen speichel. *Zeitschrift für Lebensmittel-Untersuchung und Forschung* 173, 40–46.

Mohri, T. (1993) Nitrates and nitrites. In: *Encyclopaedia of Food Science, Technology and Nutrition*. Academic Press, London, pp. 3240–3244.

Molina, J.A., Jiménez-Jiménez, F.J., Navarro, J.A., Ruiz, E., Arenas, J., Cabrera-Valdivia, F., Vázquez, A., Fernández-Calle, P., Ayuso-Peralta, L., Rabasa, M. and Bermejo, F. (1994) Plasma levels of nitrates in patients with Parkinson's disease. *Journal of the Neurological Sciences* 127, 87–89.

Monafo, W.W., Tandon, S.N., Ayvazian, V.H., Tuchschmidt, J., Skimmer, A.M. and Deitz, F. (1976) Cerium nitrate: a new topical antiseptic for extensive burns. *Surgery* 80, 465–473.

Moncada, S., Higgs, A. and Furchgott, R. (1997) XIV. International Union of Pharmacology nomenclature in nitric oxide research. *Pharmacological Reviews* 49, 137–142.

Morales-Suarez-Varela, M., Llopis-Gonzalez, A., Tejerizo-Perez, M.L. and Ferragud, J.F. (1993) Concentration of nitrates in drinking water and its relationship with bladder cancer. *Journal of Environmental Pathology, Toxicology and Oncology* 12, 229–236.

Morales-Suarez-Varela, M.M., Llopis-Gonzalez, A. and Tejerizo-Perez, M.L. (1995) Impact of nitrates in drinking water on cancer mortality in Valencia, Spain. *European Journal of Epidemiology* 11, 15–21.

Moriyama, A., Masumoto, A., Nanri, H., Tabaru, A., Unoki, H., Imoto, I., Ikeda, M. and Otsuki, M. (1997) High plasma concentrations of nitrite/nitrate in patients with hepatocellular carcinoma. *American Journal of Gastroenterology* 92, 1520–1523.

Morlon, P. (1998) Vieilles lunes? Les normes pour les bâtiments d'élevage ont cent cinquante ans, le code de bonnes pratiques agricoles en a cent . . . *Courrier de l'Environnement de l'INRA* 33, 45–60.

Morton, W.E. (1971a) Hypertension and drinking water constituents in Colorado. *American Journal of Public Health* 61, 1371–1378.

Morton, W.E. (1971b) Hypertension and drinking water. A pilot statewide ecological study in Colorado. *Journal of Chronic Diseases* 23, 537–545.

Moshage, H., Kok, B., Huizenga, J.R. and Jansen, P.L.M. (1995) Nitrite and nitrate determinations in plasma: a critical evaluation. *Clinical Chemistry* 41, 892–896.

Mosier, A., Kroeze, C., Nevinson, C., Oenema, O., Seitzinger, S. and Van Cleemput, O. (1998) Closing the global N_2O budget: nitrous oxide emissions through the agricultural nitrogen cycle. *Nutrient Cycling in Agroecosystems* 52, 225–248.

Mowat, C., Carswell, A., Wirz, A. and McColl, K.E.L. (1999) Omeprazole and dietary nitrate independently affect levels of vitamin C and nitrite in gastric juice. *Gastroenterology* 116, 813–822.

Moyer, C.A., Brentano, L., Gravens, D.L., Margraf, H.W. and Monafo, W.M. (1965) Treatment of large human burns with 0,5 % silver nitrate solution. *Archives of Surgery* 90, 812–867.

Muijsers, R.B.R., Folkerts, G., Henricks, P.A.J., Sadeghi-Hashjin, G. and Nijkamp, F.P. (1997) Peroxynitrite: a two-faced metabolite of nitric oxide. *Life Sciences* 60, 1833–1845.

Murray, K.F. and Christie, D.L. (1993) Dietary protein intolerance in infants with transient methemoglobinaemia and diarrhea. *The Journal of Pediatrics* 122, 90–92.

Myatt, L., Brewer, A. and Prada, J. (1992) Nitric oxide production in normotensive pregnancy: measurement of urinary nitrate. *39th Annual Meeting, Society for Gynecologic Investigation*, San Antonio, Texas, p. 155.

Nagata, K., Yu, H., Nishikawa, M., Kashiba, M., Nakamura, A., Sato, E.F., Tamura, T. and Inoue, M. (1998) *Helicobacter pylori* generates superoxide radicals and modulates nitric oxide metabolism. *Journal of Biological Chemistry* 273, 14,071–14,073.

Nakashima, Y., Toyokawa, T., Tanaka, S., Yamashita, K., Yashiro, A., Tasaki, H. and Kuroiwa, A. (1996) Simvastatin increases plasma NO_2^- and NO_3^- levels in patients with hypercholesterolemia. *Atherosclerosis* 127, 43–47.

Nanno, H., Sagawa, N., Itoh, H., Matsumoto, T., Terakawa, K., Mise, H., Okumura, K.K., Mori, T., Itoh, H. and Nakao, K. (1998) Plasma nitric oxide metabolite levels are decreased in pre-eclamptic women complicated with fetal distress. *Prenatal and Neonatal Medicine* 3, 222–226.

NAS (1981) *The Health Effects of Nitrate, Nitrite and N-nitroso Compounds*. National Academy of Sciences, National Academy Press, Washington, DC, 537 pp.

Neal, K.R., Brij, S.O., Slack, R.C.B., Hawkey, C.J. and Logan, R.F.A. (1994) Recent treatment with H_2 antagonists and antibiotics and gastric surgery as risk factors for salmonella infection. *British Medical Journal* 308, 176.

Neilly, I.J., Copland, M., Haj, M., Adey, G., Benjamin, N. and Bennett, B. (1995) Plasma nitrate concentrations in neutropenic and non-neutropenic patients with suspected septicaemia. *British Journal of Haematology* 89, 199–202.

Ness, A.R. and Powles, J.W. (1997) Fruit and vegetables, and cardiovascular disease: a review. *International Journal of Epidemiology* 26, 1–13.

Nobunaga, T., Tokugawa, Y., Hashimoto, K., Kimura, T., Matsuzaki, N., Nitta, Y., Fujita, T., Kidoguchi, K., Azuma, C. and Saji, F. (1996) Plasma nitric oxide levels in pregnant patients with preeclampsia and essential hypertension. *Gynecologic and Obstetric Investigation* 41, 189–193.

Nousbaum, J.-B. (1989) Nitrates et cancers gastriques. Etude dans le département du Finistère. Thèse de doctorat en médecine. Faculté de médecine de Brest. Université de Bretagne Occidentale, France, 166 pp.

NRC (1972) Hazards of nitrate, nitrite, and nitrosamines to man and livestock. In: National Research Council, Committee on Nitrate Accumulation. *Accumulation of Nitrate*. National Academy of Sciences, Washington, DC, pp. 46–75.

NRC (1995) National Research Council. Subcommittee on Nitrate and Nitrite in Drinking Water. *Nitrate and Nitrite in Drinking Water*. National Academy Press, Washington, DC, 63 pp.

OECD (1986) *Water Pollution by Fertilizers and Pesticides*. Organisation for Economic Cooperation and Development, Paris, 144 pp.

Ogilvie, A.C., Hack, C.E., Wagstaff, J., van Mierlo, G.J., Eerenberg, A.J.M., Thomsen, L.L., Hoekman, K. and Rankin, E.M. (1996) IL-1ß does not cause neutrophil degranulation but does lead to IL-6, IL-8, and nitrite/nitrate release when used in patients with cancer. *Journal of Immunology* 156, 389–394.

Ogle, C.W. and Qiu, B.S. (1993) Nitric oxide inhibition intensifies cold-restraint induced gastric ulcers in rats. *Experientia* 49, 304–307.

Ohshima, H. and Bartsch, H. (1981) Quantitative estimation of endogenous nitrosation in humans by monitoring *N*-nitrosoproline excreted in the urine. *Cancer Research* 41, 3658–3662.

Ohshima, H. and Bartsch, H. (1988) Urinary N-nitrosamino acids as an index of exposure to N-nitroso compounds. In: Bartsch, H., Hemminki, K. and O'Neill, I.K. (eds) *Methods for Detecting DNA Damaging Agents in Humans: Applications in Cancer Epidemiology and Prevention*. IARC Scientific Publications 89, Lyon, pp. 83–91.

Okutomi, T., Nomoto, K., Nakamura, K. and Goto, F. (1997) Nitric oxide metabolite in pregnant women before and after delivery. *Acta Obstetrica et Gynecologica Scandinavica* 76, 222–226.

ONC (1994) Office National de la Chasse. Tableaux de chasse: cerf, chevreuil, sanglier. Saison 1993–1994. Supplément Bulletin Mensuel no. 192, Paris.

Orchardson, R. and Gillam, D.G. (2000) The efficacy of potassium salts as agents for treating dentin hypersensitivity. *Journal of Orofacial Pain* 14, 9–19.

Örem, A., Vanizor, B., Cimsit, G., Kiran, E., Deger, O. and Malkoç, M. (1999) Decreased nitric oxide production in patients with Behçet's disease. *Dermatology* 198, 33–36.

Palli, D., Bianchi, S., Decarli, A., Cipriani, F., Avellini, C., Cocco, P., Falcini, F., Puntoni, R., Russo, A., Vindigni, C., Fraumeni, J.F., Blot, W.J. and Buiatti, E. (1992) A case-control study of cancers of the gastric cardia in Italy. *British Journal of Cancer* 65, 263–266.

Parslow, R.C., McKinney, P.A., Law, G.R., Staines, A., Williams, R. and Bodansky, H.J. (1997) Incidence of childhood diabetes mellitus in Yorkshire, Northern England, is associated with nitrate in drinking water: an ecological analysis. *Diabetologia* 40, 550–556.

Parsonnet, J., Vandersteen, D., Goates, J., Sibley, R.K., Pritikin, J. and Chang, Y. (1991) *Helicobacter pylori* infection in intestinal- and diffuse-type gastric adenocarcinomas. *Journal of the National Cancer Institute* 83, 640–643.

Parsons, M.L. (1978) Is the nitrate drinking water standard unnecessarily low? Current research indicates that it is. *American Journal of Medical Technology* 44, 952–954.

Pascal, P. and Dubrisay, R. (1956) Le cycle de l'azote dans la nature. In: *Nouveau Traité de Chimie Minérale*, vol. 10, *Azote, Phosphore*. Masson, Paris, pp. 57–59.

Pathak, N., Sawhney, H., Vasishta, K. and Majumdar, S. (1999) Estimation of oxidative products of nitric oxide (nitrates, nitrites) in preeclampsia. *Australian and New Zealand Journal of Obstetrics and Gynaecology* 39, 484–487.

Pavia, A.T., Shipman, L.D., Wells, J.G., Puhr, N.D., Smith, J.D., MacKinley, T.W. and Tauxe, R.V. (1990) Epidemiologic evidence that prior antimicrobial exposure decreases resistance to infection by antimicrobial-sensitive *Salmonella*. *The Journal of Infectious Diseases* 161, 255–260.

Pennisi, E. (2000) Integrating the many aspects of biology. *Science* 287, 419–421.

Petukhov, N.I. and Ivanov, A.V. (1970) Investigation of certain psychophysiological reactions in children with water nitrate methemoglobinemia. *Hygiene and Sanitation (Gigiena i sanitaria)* 35, 26–28 (in Russian).

Pignatelli, B., Malaveille, C., Chen, C., Hautefeuille, A., Thuillier, P., Muñoz, N., Moulinier, B., Berger, F., De Montclos, H., Oshima, H., Lambert, R. and Bartsch, H. (1991) N-nitroso compounds, genotoxins and their precursors in gastric juice from humans with and without precancerous lesions of the stomach. In: O'Neil, I.K., Chen, J. and Bartsch, H. (eds) *Relevance to Human Cancer of N-nitroso Compounds, Tobacco Smoke and Mycotoxins*. IARC Scientific Publications 105, Lyons, France, pp. 172–177.

Pignatelli, B., Malaveille, C., Rogatko, A., Hautefeuille, A., Thuillier, P., Muñoz, N., Moulinier, B., Berger, F., De Montclos, H., Lambert, R., Correa, P., Ruiz, B., Sobala, G.M., Schorah, C.J., Axon, A.T.R. and Bartsch, H. (1993) Mutagens, N-nitroso compounds and their precursors in gastric juice from patients with and without precancerous lesions of the stomach. *European Journal of Cancer* 29A, 2031–2039.

Pique, J.M., Whittle, B.J.R. and Esplugues, J.V. (1989) The vasodilator role of endogenous nitric oxide in the rat gastric microcirculation. *European Journal of Pharmacology* 174, 293–296.

Pluge, W. (1986) The implementation into German Law of EC Directive 80/778 of 15th July 1980 concerning the quality of water for human consumption.

Seminar on EEC Directive 80/778 Relating to the Quality of Water Intended for Human Consumption, Como, Italy.

Pobel, D., Riboli, E., Cornée, J., Hémon, B. and Guyader, M. (1995) Nitrosamine, nitrate and nitrite in relation to gastric cancer: a case-control study in Marseille, France. *European Journal of Epidemiology* 11, 67–73.

Poch, M. (1987) Mögliche zusammenhänge zwischen der nitratbelastung des trinkwassers und neoplastischen erkrankungen des Magen-Darm-Kanals. *Zeitschrift für die Gesamte Hygiene und ihre Grenzgebiete* 33, 528–529.

Pocock, S.J., Shaper, A.G., Cook, D.G., Packham, R.F., Lacey, R.F., Powell, P. and Russell, P.F. (1980) British Regional Heart Study: geographic variations in cardiovascular mortality, and the role of water quality. *British Medical Journal* 280, 1243–1249.

Polenske, E. (1891) Über den Verlust, welchen das Rinkfleisch und Nahrwert durch das Pokein erleidet, sowie über die Veränderungen salpeterhaltiger Pokellaken. *Arbeiten aus dem Kaiserlichen Gesundheitzamte* 7, 471.

Pollack, E.S. and Pollack, C.V. (1994) Incidence of subclinical methemoglobinemia in infants with diarrhea. *Annals of Emergency Medicine* 24, 652–656.

Preiser, J.C., De Backer, D., Debelle, F., Vray, B. and Vincent, J.-L. (1998) The metabolic fate of long-term inhaled nitric oxide. *Journal of Critical Care* 13, 97–103.

Preussmann, R. and Wiessler, M. (1987) The enigma of the organ-specificity of carcinogenic nitrosamines. *Topical Information from Pergamon Software* 8, 185–189.

Pryor, W.A. and Squadrito, G.L. (1995) The chemistry of peroxynitrite: a product from the reaction of nitric oxide with superoxide. *American Journal of Physiology* 28 *(Lung Cellular and Molecular Physiology 12)*, L699–L722.

Puente, X., Villares, R., Carral, E. and Carballeira, A. (1996) Macroalgal proliferation (*Ulva* 'bloom') along a pattern of eutrophication in coastal areas of Galicia (NW Spain). *Actes du 1er Colloque Interceltique d'Hydrologie et de Gestion des Eaux*, Bretagne 96. Rennes, 8–11 Juillet. Editions INSA, pp. 81–82.

Rademacher, J.J., Young, T.B. and Kanarek, M.S. (1992) Gastric cancer mortality and nitrate levels in Wisconsin drinking water. *Archives of Environmental Health* 47, 292–294.

Rafnsson, V. and Gunnarsdóttir, H. (1990) Mortality study of fertiliser manufacturers in Iceland. *British Journal of Industrial Medicine* 47, 721–725.

Ranta, V., Viinikka, L., Halmesmäki, E. and Ylikorkala, O. (1999) Nitric oxide production with preeclampsia. *Obstetrics and Gynecology* 93, 442–445.

Rao, G.S. (1980) Salivary nitrite and carcinogenic nitrosamine formation – report of research. *Dental Abstracts* 25, 228–231.

Rathbone, B.J., Johnson, A.W., Wyatt, J.I., Kelleher, J., Heatley, R.V. and Losowsky, M.S. (1989) Ascorbic acid: a factor concentrated in human gastric juice. *Clinical Science* 76, 237–241.

Rawls, R. (1998) Not all NO notables get Nobel nod. *Chemical and Engineering News* 76, October 26, 48.

Reed, M.D. (1996) Principles of drug therapy. In: Behrman, R.E., Kliegman, R.M. and Arvin, A.M. (eds) *Nelson Textbook of Pediatrics*, 15th edn. W.B. Saunders Company, Philadelphia, pp. 290–298.

Rees, D.C., Cervi, P., Grimwade, D., O'Driscoll, A., Hamilton, M., Parker, N.E. and Porter, J.B. (1995a) The metabolites of nitric oxide in sickle-cell disease. *British Journal of Haematology* 91, 834–837.

Rees, D.C., Satsangi, J., Cornelissen, P.L., Travis, S.P., White, J. and Jewell, D.P. (1995b) Are serum concentrations of nitric oxide metabolites useful for predicting the clinical outcome of severe ulcerative colitis? *European Journal of Gastroenterology and Hepatology* 7, 227–230.

Ringqvist, Å., Leppert, J., Myrdal, U., Ahlner, J., Ringqvist, I. and Wennmalm, Å. (1997) Plasma nitric oxide metabolite in women with primary Raynaud's phenomenon and in healthy subjects. *Clinical Physiology* 17, 269–277.

Risch, H.A., Jain, M., Choi, N.W., Fodor, J.G., Pfeiffer, C.J., Howe, G.R., Harrison, L.W., Craib, K.J.P. and Miller, A.B. (1985) Dietary factors and the incidence of cancer of the stomach. *American Journal of Epidemiology* 122, 947–959.

Robbins, R.A. and Rennard, S.I. (1997) Biology of airway epithelial cells. In: Crystal, R.G., West, J.B., Weibel, E.R. and Barnes, P.J. (eds) *The Lung. Scientific Foundations*, Vol. 1. Lippincott-Raven, Philadelphia, pp. 445–457.

Rogers, M.A.M., Vaughan, T.L., Davis, S. and Thomas, D.B. (1995) Consumption of nitrate, nitrite and nitrosodimethylamine and the risk of upper aerodigestive tract cancer. *Cancer Epidemiology, Biomarkers and Prevention* 4, 29–36.

Rojas, A. (1992) No increase in chromosome aberrations in lymphocytes from workers exposed to nitrogen fertilisers. *Mutation Research* 281, 133–135.

Rosenfield, A.B. and Huston, R. (1950) Infant methemoglobinemia in Minnesota due to nitrates in well water. *Minnesota Medicine* 33, 787–796.

Rosenkranz, H.S. (1979) A synergistic effect between cerium nitrate and silver sulphadiazine. *Burns* 5, 278–281.

Rosselli, M., Imthurn, B., Macas, E., Keller, P.J. and Dubey, R.K. (1994) Circulating nitrite/nitrate levels increase with follicular development: indirect evidence for estradiol mediated NO release. *Biochemical and Biophysical Research Communications* 202, 1543–1552.

Rosselli, M., Imthurn, B., Keller, P.J., Jackson, E.K. and Dubey, R.K. (1995) Circulating nitric oxide (nitrite/nitrate) levels in postmenopausal women substituted with 17 β-estradiol and norethisterone acetate. A two-year follow-up study. *Hypertension* 25 (part 2), 848–853.

Rouzade, M.L., Anton, P., Fioramonti, J., Garcia-Villar, R., Theodorou, V. and Bueno, L. (1999) Reduction of the nociceptive response to gastric distension by nitrate ingestion in rats. *Alimentary Pharmacology and Therapeutics* 13, 1235–1241.

Sagnella, G.A., Markandu, N.D., Onipinla, A.K., Chelliah, R., Singer, D.R.J. and MacGregor, G.A. (1997) Plasma and urinary nitrate in essential hypertension. *Journal of Human Hypertension* 11, 587–588.

Sakaguchi, A.A., Miura, S., Takeuchi, T., Hokari, R., Mizumori, M., Yoshida, H., Higuchi, H., Mori, M., Kimura, H., Suzuki, H. and Ishii, H. (1999) Increased expression of inducible nitric oxide synthase and peroxynitrite in *Helicobacter pylori* gastric ulcer. *Free Radical Biology and Medicine* 27, 781–789.

Sakinis, A. and Wennmalm, Å. (1998) Estimation of total rate of formation of nitric oxide in the rat. *Biochemical Journal* 330, 527–532.

Sakinis, A., Jungersten, L. and Wennmalm, Å. (1999) An ^{18}oxygen inhalation method for determination of total body formation of nitric oxide in humans. *Clinical Physiology* 19, 504–509.

Salas-Auvert, R., Colmenarez, J., de Ledo, H., Colina, M., Gutierrez, E., Bravo, A., Soto, L. and Azuero, S. (1995) Determination of anions in human and animal tear fluid and blood serum by ion chromatography. *Journal of Chromatography A* 706, 183–189.

Sanz Anquela, J.M., Munoz González, M.L., Ruiz Liso, J.M., Rodriguez Manzanilla, L. and Alfaro Torres, J. (1989) Correlación del riesgo de cancer gastrico en la provincia de Soria con el contenido de nitratos en las aguas de bebida. *Revista Española de las Enfermedades del Aparato Digestivo* 75, 561–565.

Sasaki, T. and Matano, K. (1979) Formation of nitrite from nitrate at the dorsum linguae. *Journal of the Food Hygienic Society of Japan* 20, 363–369.

Satoi, S., Kamiyama, Y., Kitade, H., Kwon, A.-H., Yoshida, H., Nakamura, N., Takai, S., Uetsuji, S., Okuda, K., Hara, K. and Takahashi, H. (1998) Prolonged decreases in plasma nitrate levels at early postoperative phase after hepato-pancreato-biliary surgery. *Journal of Laboratory and Clinical Medicine* 131, 236–242.

Sattelmacher, P.G. (1962) *Methämoglobinämie durch Nitrate im Trinkwasser*. Schriftenreihe des Vereins für Wasser-, Boden- und Lufthygiene no. 20. Gustav Fisher Verlag, Stuttgart, 35 pp.

Saul, R.L. and Archer, M.C. (1984) Oxidation of ammonia and hydroxylamine to nitrate in the rat and *in vitro*. *Carcinogenesis* 5, 77–81.

Saul, R.L., Kabir, S.H., Cohen, Z., Bruce, W.R. and Archer, M.C. (1981) Reevaluation of nitrate and nitrite levels in the human intestine. *Cancer Research* 41, 2280–2283.

Schönbein, C.F. (1862) Über das Vorkommen des Ammoniaknitrits in thierischen Flüssigkeiten. *Chemische Zentralblatt II*, 639.

Schuddeboom, L.J. (1995) A survey of the exposure to nitrate and nitrite in foods (including drinking water). In: *Proceedings of the International Workshop on Health Aspects of Nitrates and its Metabolites (Particularly Nitrite)*, Bilthoven (Netherlands), 8–10 November 1994. Council of Europe Press, Strasbourg, pp. 41–74.

Schultz, D.S., Deen, W.M., Karel, S.F., Wagner, D.A. and Tannenbaum, S.R. (1985) Pharmacokinetics of nitrate in humans: role of gastrointestinal absorption and metabolism. *Carcinogenesis* 6, 847–852.

Schulze, W. von and Scheibe, E. (1948) Eine Massenvergiftung mit Natriumnitrit. Klinische Beobachtungen und gerichtsmedizinische Befunde. *Zeitschrift für die Gesamte Innere Medizin und ihre Grenzgebiete* 3, 580–589.

Schuytema, G.S. and Nebeker, A.V. (1999) Comparative toxicity of ammonium and nitrate compounds to Pacific treefrog and African clawed frog tadpoles. *Environmental Toxicology and Chemistry* 18, 2251–2257.

Seeler, R.A. (1983) Methemoglobinemia in infants with enteritis. *The Journal of Pediatrics* 102, 162.

Selenka, F. (1983) Nitrat im speichel, serum und harn des menschen nach genuss von speisen mit unterschiedlicher Verdaulichkeit. In: Preussmann, R. (ed.) *Das Nitrosamin-Problem*. Verlag Chemie, Weinheim, pp. 145–154.

Seligman, S.P., Buyon, J.P., Clancy, R.M., Young, B.K. and Abramson, S.B. (1994) The role of nitric oxide in the pathogenesis of preeclampsia. *American Journal of Obstetrics and Gynecology* 171, 944–948.

Sharma, B.K., Santana, I.A., Wood, E.C., Walt, R.P., Pereira, M., Noone, P., Smith, P.L.R., Walters, C.L. and Pounder, R.E. (1984) Intragastric bacterial activity and nitrosation before, during and after treatment with omeprazole. *British Medical Journal* 289, 717–719.

Shen, W., Zhang, X., Zhao, G., Wolin, M.S., Sessa, W. and Hintze, T.H. (1995) Nitric oxide production and NO synthase gene expression contribute to vascular regulation during exercise. *Medicine and Science in Sports and Exercise* 27, 1125–1134.

Shephard, S.E., Schlatter, Ch. and Lutz, W.K. (1987) Assessment of the risk of formation of carcinogenic N-nitroso compounds from dietary precursors in the stomach. *Food and Chemical Toxicology* 25, 91–108.

Shi, Y., Li, H.Q., Shen, C.-K., Wang, J.-H., Qin, S.-W., Liu, R. and Pan, J. (1993) Plasma nitric oxide levels in newborn infants with sepsis. *Journal of Pediatrics* 123, 435–438.

Shiotani, A., Yanaoka, K., Iguchi, M., Saika, A., Itoh, H. and Nishioka, S. (1999) *Helicobacter pylori* infection reduces intraluminal nitric oxide in humans. *Journal of Gastroenterology* 34, 668–674.

Shuval, H.I. and Gruener, N. (1972) Epidemiological and toxicological aspects of nitrates and nitrites in the environment. *American Journal of Public Health* 62, 1045–1052.

Shuval, H.I. and Gruener, N. (1977) *Health Effects of Nitrates in Water*. Report EPA-600/1-77-030 US. Environmental Protection Agency, Cincinnati, Ohio, USA.

Sierra, M., Gonzalez, A., Gomez-Alamillo, C., Monreal, I., Huarte, E., Gil, A., Sanchez-Casajus, A. and Diez, J. (1998) Decreased excretion of nitrate and nitrite in essential hypertensives with renal vasoconstriction. *Kidney International* 54 (Suppl. 68), S-10–S-13.

Signoret, N. (1970) Méthémoglobinémies par la soupe de carottes. Medical thesis. Faculté de médecine de Caen, France.

Silva Mendez, L.S., Allaker, R.P., Hardie, J.M. and Benjamin, N. (1999) Antimicrobial effect of acidified nitrite on cariogenic bacteria. *Oral Microbiology and Immunology* 14, 391–392.

Simon, C. (1966) L'intoxication par les nitrites après ingestion d'épinards (une forme de méthémoglobinémie). *Archives Françaises de Pédiatrie* 23, 231–238.

Simon, C., Manzke, H., Kay, H. and Mrowetz, G. (1964) Über vorkommen, pathogenese und möglichkeiten zur prophylaxe der durch nitrit verursachten methämoglobinämie. *Zeitschrift für Kinderheilkunde* 91, 124–138.

Skrivan, J. (1971) Methemoglobinemia in pregnancy (clinical and experimental study). *Acta Universitatis Carolinae Medica* 17, 123–161.

Smárason, A.K., Allman, K.G., Young, D. and Redman, C.W.G. (1997) Elevated levels of serum nitrate, a stable end product of nitric oxide, in women with pre-eclampsia. *British Journal of Obstetrics and Gynaecology* 104, 538–543.

Smil, V. (1997) Engrais et démographie. *Pour la Science* 239, 30–37.

Sobala, G.M., Schorah, C.J., Sanderson, M., Dixon, M.F., Tompkins, D.S., Godwin, P. and Axon, T.R. (1989) Ascorbic acid in the human stomach. *Gastroenterology* 97, 357–363.

Sobala, G.M., Pignatelli, B., Schorah, C.J., Bartsch, H., Sanderson, M., Dixon, M.F., Shires, S., King, R.F.G. and Axon, A.T.R. (1991) Levels of nitrite, nitrate, N-nitroso compounds, ascorbic acid and total bile acids in gastric juice of patients with and without precancerous conditions of the stomach. *Carcinogenesis* 12, 193–198.

Solignac, M. (2001) Gestion des risques santé et environnement: le cas des nitrates. *Presse Médicale* 30, 172–174.

Solon, M. (1843) Reported in article 2719. *Journal de Médecine et de Chirurgie Pratiques, à l'Usage des Médecins Praticiens* 14, 558.

Sondheimer, J.M., Clark, D.A. and Gervaise, E.P. (1985) Continuous gastric pH measurement in young and older healthy preterm infants receiving formula and clear liquid feedings. *Journal of Pediatric Gastroenterology and Nutrition* 4, 352–355.

Speijers, G.J.A. (1995) Different approaches of establishing safe levels for nitrate and nitrite. In: *Proceedings of the International Workshop on Health Aspects of Nitrates and its Metabolites (Particularly Nitrite)*, Bilthoven (Netherlands), 8–10 November 1994. Council of Europe Press, Strasbourg, pp. 287–298.

Spiegelhalder, B. (1995) Influence of dietary nitrate on oral nitrite production: relevance to in vivo formation of nitrosamines. In: *Proceedings of the International Workshop on Health Aspects of Nitrates and its Metabolites (Particularly Nitrite)*, Bilthoven (Netherlands), 8–10 November 1994. Council of Europe Press, Strasbourg, pp. 125–136.

Spiegelhalder, B., Eisenbrand, G. and Preussmann, R. (1976) Influence of dietary nitrate on nitrite content of human saliva: possible relevance to *in vivo* formation of N-nitroso compounds. *Food and Cosmetics Toxicology* 14, 545–548.

Sporer, K.A. and Mayer, A.P. (1991) Saltpeter ingestion. *American Journal of Emergency Medicine* 9, 164–165.

Steindorf, K., Schlehofer, B., Becher, H., Hornig, G. and Wahrendorf, J. (1994) Nitrate in drinking water. A case-control study on primary brain tumours with an embedded drinking water survey in Germany. *International Journal of Epidemiology* 23, 451–457.

Steinmetz, K.A. and Potter, J.D. (1991a) Vegetables, fruit, and cancer. I. Epidemiology. *Cancer, Causes and Control* 2, 325–357.

Steinmetz, K.A. and Potter, J.D. (1991b) Vegetables, fruit, and cancer. II. Mechanisms. *Cancer, Causes and Control* 2, 427–442.

Stephany, R.W. and Schuller, P.L. (1980) Daily dietary intakes of nitrate, nitrite and volatile N-nitrosamines in the Netherlands using the duplicate portion sampling technique. *Oncology* 37, 203–210.

Sternberg, J.M. (1996) Elevated serum nitrate in *Trypanosoma brucei 'rhodesiense'* infections: evidence for inducible nitric oxide synthesis in trypanosomiasis. *Transactions of the Royal Society of Tropical Medicine and Hygiene* 90, 395.

Stichtenoth, D.O. and Frölich, J.C. (1998) Nitric oxide and inflammatory joint diseases. *British Journal of Rheumatology* 37, 246–257.

Stichtenoth, D.O., Fauler, J., Zeidler, H. and Frölich, J.C. (1995a) Urinary nitrate excretion is increased in patients with rheumatoid arthritis and reduced by prednisolone. *Annals of Rheumatic Diseases* 54, 820–824.

Stichtenoth, D.O., Wollenhaupt, J., Andersone, D., Zeidler, H. and Frölich, J.C. (1995b) Elevated serum nitrate concentrations in active spondyloarthropathies. *British Journal of Rheumatology* 34, 616–619.

Stoiser, B., Maca, T., Thalhammer, F., Hollenstein, U., El Menyawi, I. and Burgmann, H. (1999) Serum nitrate concentrations in patients with peripheral arterial occlusive disease. *Vasa* 28, 181–184.

Stokvis, B.J. (1902) Zur casuistik der autotoxischen enterogenen cyanosen. *Internationale Beiträge zur Inneren Medizin* 1, 597–610.

Stuehr, D.J. and Marletta, M.A. (1985) Mammalian nitrate biosynthesis: mouse macrophages produce nitrite and nitrate in response to *Escherichia coli* lipopolysaccharide. *Proceedings of the National Academy of Sciences USA* 82, 7738–7742.

Sulotto, F., Romano, C., Insana, A., Carrubba Cacciola, M. and Cerutti, A. (1994) Valori normali di carbossiemoglobinemia e di metemoglobinemia in un campione di militari di leva. *La Medicina del Lavoro* 85, 289–298.

Sundqvist, T., Laurin, P., Fälth-Magnusson, K., Magnusson, K.-E. and Stenhammar, L. (1998) Significantly increased levels of nitric oxide products in urine of children with celiac disease. *Journal of Pediatric Gastroenterology and Nutrition* 27, 196–198.

Szaleczky, E., Prónai, L., Nakazawa, H. and Tulassay, Z. (2000) Evidence of *in vivo* peroxynitrite formation in patients with colorectal carcinoma, higher plasma nitrate/nitrite levels, and lower protection against oxygen free radicals. *Journal of Clinical Gastroenterology* 30, 47–51.

Takács, S. (1987) Nitrate content of drinking water and tumours of the digestive organs. *Zentralbatt fur Bakteriologie, Mikrobiologie und Hygiene B* 184, 269–279.

Takács, S., Kuncsik, K., Enyedi, T., Stecz, J. and Borsi, E. (1978) Study of methaemoglobinaemia in four countries. *Egészségtudomány* 22, 239–244 (in Hungarian).

Tanaka, S., Yashiro, A., Nakashima, Y., Nanri, H., Ikeda, M. and Kuroiwa, A. (1997) Plasma nitrite/nitrate level is inversely correlated with plasma low-density lipoprotein cholesterol level. *Clinical Cardiology* 20, 361–365.

Tankurt, E., Kirkali, G., Ozcan, M.A., Mersin, N., Ellidokuz, E. and Akpinar, H.A. (1998) Increased serum nitrite and nitrate concentration in chronic hepatitis. *Journal of Hepatology* 29, 512–513.

Tannenbaum, S.R. (1987) Endogenous formation of *N*-nitroso compounds: a current perspective. In: Bartsch, H., O'Neill, I.K. and Schulte-Hermann, R. (eds) *Relevance of N-nitroso Compounds to Human Cancer: Exposures and Mechanisms*. IARC Scientific Publications 84, Lyon, pp. 292–298.

Tanner, F.W. and Evans, F.L. (1933) Effect of meat curing solutions on anaerobic bacteria II. Sodium nitrate. *Zentralblatt für Bakteriologie, Parasitenkunde, Infektionskrankheiten und Hygiene* 88, 48–54.

Tardieu, A. (1867) *Etude Médiocolégale et Clinique sur l'Empoisonnement*. J.B. Baillière et Fils, Paris.

Tarr, H.L.A. (1941) Bacteriostatic action of nitrates. *Nature* 147, 417–418.

Tarr, L. (1933) Transient methemoglobinemia due to ammonium nitrate. *Archives of Internal Medicine* 51, 38–44.

Tassin, M.S. and Michels, S. (1992) Trop de nitrates dans nos assiettes. *Que Choisir* 284, 25–29.

Thayer, J.R., Chasko, J.H., Swartz, L.A. and Parks, N.J. (1982) Gut reactions of radioactive nitrite after intratracheal administration in mice. *Science* 217, 151–153.

Thomsen, L.L., Baguley, B.C., Rustin, G.J.S. and O'Reilly, S.M. (1992) Flavone acetic acid (FAA) with recombinant interleukin-2 (rIL-2) in advanced malignant melanoma II: induction of nitric oxide production. *British Journal of Cancer* 66, 723–727.

Thorens, J., Froelich, F., Schwizer, W., Saraga, E., Bille, J., Gyr, K., Duroux, P., Nicolet, M., Pignatelli, B., Blum, A.L., Gonvers, J.J. and Fried, M. (1996) Bacterial overgrowth during treatment with omeprazole compared with cimetidine: a prospective randomised double blind study. *Gut* 39, 54–59.

Til, H.P., Falke, H.E., Kuper, C.F. and Willems, M.I. (1988) Evaluation of the oral toxicity of potassium nitrite in an 13-week drinking-water study in rats. *Food and Chemical Toxicology* 26, 851–859.

Tompkin, R.B. (1993) Nitrite. In: Davidson, P.M. and Branen, A.L. (eds) *Antimicrobials in Foods*. Marcel Dekker, New York, pp. 191–262.

Tricker, A.R. (1997) N-nitroso compounds and man: sources of exposure, endogenous formation and occurrence in body fluids. *European Journal of Cancer Prevention* 6, 226–228.

Tricker, A.R., Pfundstein, B., Kälble, T. and Preussmann, R. (1992) Secondary amine precursors to nitrosamines in human saliva, gastric juice, blood, urine and faeces. *Carcinogenesis* 13, 563–568.

Tsezou, A., Kitsiou-Tzeli, S., Galla, A., Gourgiotis, D., Papageorgiou, J., Mitrou, S., Molybdas, P.A. and Sinaniotis, C. (1996) High nitrate content in drinking water: cytogenetic effects in exposed children. *Archives of Environmental Health* 51, 458–461.

Tsuji, S., Tsujii, M., Sun, W.-H., Gunawan, E.S., Murata, H., Kawano, S. and Hori, M. (1997) *Helicobacter pylori* and gastric carcinogenesis. *Journal of Clinical Gastroenterology* 25 (suppl. 1), S186–S197.

Tsukahara, H., Miyanomae, T. and Sudo, M. (1997) Urinary nitrite/nitrate levels in children with bronchial asthma. *European Journal of Pediatrics* 156, 667.

Turek, B., Hlavsová, D., Tucek, J., Waldman, J. and Cerná, J. (1980) The fate of nitrates and nitrites in the organism. In: Walker, E.A., Griciute, L., Castegnaro, M. and Börzsönyi, M. (eds) *N-nitroso Compounds; Analysis, Formation and Occurrence*. IARC Scientific Publications 31, 625–632.

Uibu, J. Tauts, O., Levin, A., Shimanovskaya, N. and Matto, R. (1996) N-nitrosodimethylamine, nitrate and nitrate-reducing micro-organisms in human milk. *Acta Paediatrica* 85, 1140–1142.

Utiger, R.D. (1998a) A pill for impotence. *New England Journal of Medicine* 338, 1458–1459.

Utiger, R.D. (1998b) Effects of smoking on thyroid function. *European Journal of Endocrinology* 138, 368–369.

Vallance, P. and Collier, J. (1994) Biology and clinical relevance of nitric oxide. *British Medical Journal* 309, 453–457.

van Duijvenbooden, W. and Matthijsen A.J.C.M. (eds) (1989) *Integrated Criteria Document Nitrate Effects*. Report no. 758473007, RIVM, Bilthoven, Netherlands (in Dutch, available in English as report no. 758473012).

Van Leeuwen, J.A., Waltner-Toews, D., Abernathy, T., Smit, B. and Shoukri, M. (1999) Associations between stomach cancer incidence and drinking water contamination with atrazine and nitrate in Ontario (Canada) agroecosystems, 1987–1991. *International Journal of Epidemiology* 28, 836–840.

Van Loon, A.J.M., Botterweck, A.A.M., Goldbohm, R.A., Brants, H.A.M., Van Klaveren, J.D. and Van Den Brandt, P.A. (1998) Intake of nitrate and nitrite and the risk of gastric cancer: a prospective cohort study. *British Journal of Cancer* 78, 129–135.

van Maanen, J.M.S., van Dijk, A., Mulder, K., de Baets, M.H., Menheere, P.C.A., van Der Heide, D., Mertens, P.L.J.M. and Kleinjans, J.C.S. (1994) Consumption of drinking water with high nitrate levels causes hypertrophy of the thyroid. *Toxicology Letters* 72, 365–374.

van Maanen, J.M., van Geel, A.A. and Kleinjans, J.C. (1996) Modulation of nitrate–nitrite conversion in the oral cavity. *Cancer Detection and Prevention* 20, 590–596.

van Maanen, J.M.S., Albering, H.J., van Breda, S.G.J., Curfs, D.M.J., Ambergen, A.W., Wolffenbutel, B.H.R., Kleinjans, J.C.S. and Reeser, H.M. (1999) Nitrate in drinking water and risk of childhood diabetes in the Netherlands. *Diabetes Care* 22, 1750.

van Maanen, J.M.S., Albering, H.J., de Kok, T.M.C.M., van Breda, S.G.J., Curfs, D.M.J., Vermeer, I.T.M., Amberger, A.W., Wolffenbuttel, B.H.R., Kleinjans, J.C.S. and Reeser, H.M. (2000) Does the risk of childhood diabetes mellitus require revision of the guideline values for nitrate in drinking water? *Environmental Health Perspectives* 108, 457–461.

Van Straaten, E.A., Koster-Kamphuis, L., Bovee-Oudenhoven, I.M., van der Meer, R. and Forget, P.P. (1999) Increased urinary nitric oxide oxidation products in children with active coeliac disease. *Acta Paediatrica* 88, 528–531.

Veisseyre, R. (1975) *Technologie du Lait. Constitution, Récolte, Traitement et Transformation du Lait.* La Maison Rustique, Paris, 714 pp.

Verdu, E., Viani, F., Armstrong, D., Fraser, R., Siegrist, H.H., Pignatelli, B., Idström, J-P., Cederberg, C., Blum, A.L. and Fried, M. (1994) Effect of omeprazole on intragastric bacterial counts, nitrates, nitrites, and N-nitroso compounds. *Gut* 35, 455–460.

Verger, P., Guillard, J.-M., Sandler, B. and Merlio, M. (1966) Méthémoglobinémies acquises du nourrisson par eau de canalisation urbaine. *Journal de Médécine de Bordeaux* 143, 1257–1261.

Vermeer, I.T.M., Pachen, D.M.F.A., Dallinga, J.W., Kleinjans, J.C.S. and van Maanen, J.M.S. (1998) Volatile N-nitrosamine formation after intake of nitrate at the ADI level in combination with an amine-rich diet. *Environmental Health Perspectives* 106, 459–465.

Viani, F., Siegrist, H.H., Pignatelli, B., Cederberg, C., Idström, J.-P., Verdu, E.F., Fried, M., Blum, A.L. and Armstrong, D. (2000) The effect of intra-gastric acidity and flora on the concentration of N-nitroso compounds in the stomach. *European Journal of Gastroenterology and Hepatology* 12, 165–173.

Vigil, J., Warburton, S., Haynes, W.S. and Kaiser, L.R. (1965) Nitrates in municipal water supply cause methemoglobinemia in infant. *Public Health Reports* 80, 1119–1121.

Viidas, U., Ahlmen, J., Hedner, T., Cajdahl, K., Larsson, A., Pettersson, A. and Strömbom, U. (1998) Nitric oxide and blood pressure in normotensive patients on chronic hemodialysis. *Dialysis and Transplantation* 27, 714–724.

Ville, J. and Mestrezat, W. (1907) Origine des nitrites contenus dans la salive; leur formation par réduction microbienne des nitrates éliminés par ce liquide. *Comptes Rendus des Séances de la Société de Biologie* 63, 231–233.

Ville, J. and Mestrezat, W. (1908) Les nitrites salivaires; leur origine. *Bulletin de la Société Chimique de France. Mémoires* 3, 212–217.

Vincent, P., Dubois, G. and Leclerc, H. (1983) Nitrates dans l'eau de boisson et mortalité par cancer. Etude épidémiologique dans le nord de la France. *Revue d'Epidémiologie et de Santé Publique* 31, 199–207.

Virtanen, S.M. and Aro, A. (1994) Dietary factors in the aetiology of diabetes. *Annals of Medicine* 26, 469–478.

Virtanen, S.M., Jaakkola, L., Räsänen, L., Ylönen, K., Aro, A., Lounamaa, R., Åkerblom, H.K., Tuomilehto, J. and the Childhood Diabetes in Finland Study Group (1994) Nitrate and nitrite intake and the risk for type 1 diabetes in Finnish children. *Diabetic Medicine* 11, 656–662.

Vleeming, W., van de Kuil, A., te Biesebeek, J.D., Meulenbelt, J. and Boink, A.B. (1997) Effect of nitrite on blood pressure in anaesthetized and free-moving rats. *Food and Chemical Toxicology* 35, 615–619.

von Bodó, T. (1955) Uber 'Alimentäre' Nitrat-Methämoglobinämien im Frühen Säuglingsalter. *Monatsschrift für Kinderheilkunde* 103, 8–11.

Wagner, D.A., Schultz, D.S., Deen, W.M., Young, V.R. and Tannenbaum, S.R. (1983a) Metabolic fate of an oral dose of ^{15}N-labeled nitrate in humans: effect of diet supplementation with ascorbic acid. *Cancer Research* 43, 1921–1925.

Wagner, D.A., Young, V.R. and Tannenbaum, S.R. (1983b) Mammalian nitrate biosynthesis: incorporation of $^{15}NH_3$ into nitrate is enhanced by endotoxin treatment. *Proceedings of the National Academy of Sciences USA* 80, 4518–4521.

Walker, R. (1990) Nitrates, nitrites and N-nitroso compounds: a review of the occurrence in food and diet and the toxicological implications. *Food Additives and Contaminants* 7, 717–768.

Walker, R. (1995) The conversion of nitrate into nitrite in several animal species and man. In: *Proceedings of the International Workshop on Health Aspects of Nitrates and its Metabolites (Particularly Nitrite)*, Bilthoven (Netherlands), 8–10 November 1994. Council of Europe Press, Strasbourg, pp. 115–123.

Walker, R. (1996) The metabolism of dietary nitrites and nitrates. *Biochemical Society Transactions* 24, 780–785.

Walker, R. (1999) The metabolism of dietary nitrites and nitrates. In: Wilson, W.S., Ball, A.S. and Hinton, R.H. (eds) *Managing Risks of Nitrates to Humans and the Environment*. The Royal Society of Chemistry, Cambridge, UK, pp. 250–258.

Wallace, J.L., Elliot, S.N., Del Soldato, P., McKnight, W., Sannicolo, F. and Cirino, G. (1997) Gastrointestinal-sparing anti-inflammatory drugs: the development of nitric oxide-releasing NSAIDs. *Drug Development Research* 42, 144–149.

Walton, G. (1951) Survey of literature relating to infant methemoglobinemia due to nitrate-contaminated water. *American Journal of Public Health* 41, 986–996.

Walton, K., Walker, R., van de Sandt, J.J.M., Castell, J.V., Knapp, A.G.A.A., Kozianowski, G., Roberfroid, M. and Schilter, B. (1999) The application of *in vitro* data in the derivation of the acceptable daily intake of food additives. *Food and Chemical Toxicology* 37, 1175–1197.

Wang, C.F., Cassens, R.G. and Hoekstra, W.G. (1981) Fate of ingested ^{15}N-labelled nitrate and nitrite in the rat. *Journal of Food Science* 46, 745–748

Ward, M.H., Mark, S.D., Cantor, K.P., Weisenburger, D.D., Correa-Villaseñor, A. and Zahm, S.H. (1996) Drinking water nitrate and the risk of non-Hodgkin's lymphoma. *Epidemiology* 7, 465–471.

Weller, R., Pattullo, S., Smith, L., Golden, M., Ormerod, A. and Benjamin, N. (1996) Nitric oxide is generated on the skin surface by reduction of sweat nitrate. *Journal of Investigative Dermatology* 107, 327–331.

Weller, R., Price, R., Ormerod, A., Benjamin, N. and Leifert, C. (1997) Antimicrobial effect of acidified nitrite on skin commensals and pathogens. *British Journal of Dermatology* 136, 464.

Weller, R., Ormerod, A.D., Hobson, R.P. and Benjamin, N.J. (1998) A randomized trial of acidified nitrite cream in the treatment of tinea pedis. *Journal of the American Academy of Dermatology* 38, 559–563.

Wendel, W.B. (1939) The control of methemoglobinemia with methylene blue. *Journal of Clinical Investigation* 18, 179–185.

Wennmalm, Å., Benthin, G. and Petersson, A.-S. (1992) Dependence of the metabolism of nitric oxide (NO) in healthy human whole blood on the oxygenation of its red cell haemoglobin. *British Journal of Pharmacology* 106, 507–508.

Wennmalm, Å., Benthin, G., Edlund, A., Jungersten, L., Kieler-Jensen, N., Lundin, S., Westfelt, U.N., Petersson, A.-S. and Waagstein, F. (1993) Metabolism and excretion of nitric oxide in humans. An experimental and clinical study. *Circulation Research* 73, 1121–1127.

Wettig, K., Schulz, K.-R., Scheibe, J., Broschinski, L., Diener, W., Fischer, G. and Namaschk, A. (1989) Nitrat- und Nitritgehalt in Speichel, Urin, Blut und Liquor von Patienten einer Infectionsklinik. *Wiener Klinische Wochenschrift* 101, 386–388.

Wettig, K., Dobberkau, H.J. and Flentje, F. (1990) Elevated endogenous nitrate synthesis associated with giardiasis. *Journal of Hygiene, Epidemiology, Microbiology and Immunology* 34, 69–72.

Wheeler, P.A. and Björnsäter, B.R. (1992) Seasonal fluctuations in tissue nitrogen, phosphorus, and N:P for five macroalgal species common to the Pacific Northwest coast. *Journal of Phycology* 28, 1–6.

WHO (1962) *Evaluation of the Toxicity of a Number of Antimicrobials and Antioxidants*. Sixth report of the Joint FAO/WHO Expert Committee on Food Additives. Technical Report Series 228. WHO, Geneva, pp. 69–72.

WHO (1970) *European Standards for Drinking Water*, 2nd edn. WHO, Geneva.

WHO (1971) *International Standards for Drinking Water*, 3rd edn. WHO, Geneva.

WHO (1974) *Toxicological Evaluation of Some Food Additives Including Anticaking Agents, Antimicrobials, Antioxidants, Emulsifiers and Thickening Agents*. Prepared by the Joint FAO/WHO Expert Committee on Food Additives (JECFA). WHO Food Additives Series 5. WHO, Geneva, pp. 92–109.

WHO (1978) *Nitrates, Nitrites and N-nitroso Compounds*. Environmental Health Criteria 5. WHO, Geneva.

WHO (1984) *Guidelines for Drinking Water Quality*, Vol. 2, *Health Criteria and Other Supporting Information*. WHO, Geneva, pp. 128–134.

WHO (1985) *Health Hazards from Nitrates in Drinking-water*. Report on a WHO meeting 5–9 March 1984. WHO, Copenhagen.

WHO (1993a) *Guidelines for Drinking-water Quality*, 2nd edn, Vol. 1, *Recommendations*. WHO, Geneva, pp. 52–53.

WHO (1993b) *Guidelines for Drinking-water Quality*, 2nd edn, Vol. 2, *Health Criteria and Other Supporting Information*. WHO, Geneva, pp. 313–324.

WHO (1995) *Evaluation of Certain Food Additives and Contaminants*. Forty-fourth report of the Joint FAO/WHO Expert Committee on Food Additives. Technical Report Series 859. WHO, Geneva, pp. 29–35.

WHO (1996) *Toxicological Evaluation of Certain Food Additives and Contaminants in Food*. Prepared by the 44th meeting on the Joint FAO/WHO Expert Committee on Food Additives (JECFA). WHO Food Additives Series 35. WHO, Geneva, pp. 269–360.

WHO (2001) *Water Resources and Human Health in Europe*. WHO, Regional Office for Europe, Copenhagen (in press).

Wigand, R., Meyer, J., Busse, R. and Hecker, M. (1997) Increased serum N^G-hydroxy-L-arginine in patients with rheumatoid arthritis and systemic lupus erythematosus as an index of increased nitric oxide synthase activity. *Annals of the Rheumatic Diseases* 56, 330–332.

Williams, D.L.H. (1988) *Nitrosation*. Cambridge University Press, Cambridge, UK.

Willis, T. (1674) *Pharmaceutics Rationalis*. London, p. 74.

Wilson, W.S., Ball, A.S. and Hinton, R.H. (eds) (1999) *Managing Risks of Nitrates to Humans and the Environment*. The Royal Society of Chemistry, Cambridge, UK, 339 pp.

Wink, D.A., Vodovotz, Y., Laval, J., Laval, F., Dewhirst, M.W. and Mitchell, J.B. (1998) The multifaceted roles of nitric oxide in cancer. *Carcinogenesis* 19, 711–721.

Winkler, S., Menyawi, I.E., Linnau, K.F. and Graninger, W. (1998) Short report: Total serum levels of the nitric oxide derivatives nitrite/nitrate during microfilarial clearance in human filarial disease. *American Journal of Tropical Medicine and Hygiene* 59, 523–525.

Winlaw, D.S., Smythe, G.A., Keogh, A.M., Schyvens, C.G., Spratt, P.M. and Macdonald, P.S. (1994) Increased nitric oxide production in heart failure. *Lancet* 344, 373–374.

Winton, E.F., Tardiff, R.G. and McCabe, L.J. (1971) Nitrate in drinking water. *Journal of the American Water Works Association* 63, 95–98.

Wirth, S. and Vogel, K. (1988) Cow's milk protein intolerance in infants with methaemoglobinaemia and diarrhoea. *European Journal of Pediatrics* 148, 172.

Witter, J.P. and Balish, E. (1979) Distribution and metabolism of ingested NO_3^- and NO_2^- in germfree and conventional-flora rats. *Applied and Environmental Microbiology* 38, 861–869.

Witter, J.P., Gatley, S.J. and Balish, E. (1979) Distribution of Nitrogen-13 from labeled nitrate ($^{13}NO_3^-$) in humans and rats. *Science* 204, 411–413.

Wolff, I.A. and Wasserman, A.E. (1972) Nitrates, nitrites and nitrosamines. Extensive research is needed to establish how great a food hazard these nitrogenous substances present. *Science* 177, 15–19.

Wong, H.R., Carcillo, J.A., Burckart, G. and Kaplan, S.S. (1996) Nitric oxide production in critically ill patients. *Archives of Disease in Childhood* 74, 482–489.

Wyngaarden, J.B., Wright, B.M. and Ways, P. (1952) The effect of certain anions upon the accumulation and retention of iodide by the thyroid gland. *Endocrinology (Philadelphia)* 50, 537–549.

Yamada, Y., Endo, S., Kamei, Y., Minato, T., Yokoyama, M., Taniguchi, S., Nakae, H., Inada, K. and Ogawa, M. (1998) Plasma levels of type II phospholipase A_2 and nitrite/nitrate in patients with burns. *Burns* 24, 513–517.

Yang, C.S. (1980) Research on esophageal cancer in China: a review. *Cancer Research* 40, 2633–2644.

Yang, C.-Y., Cheng, M.-F., Tsai, S.-S. and Hsieh, Y.-L. (1998) Calcium, magnesium, and nitrate in drinking water and gastric cancer mortality. *Japanese Journal of Cancer Research* 89, 124–130.

Yang, D., Lang, U., Greenberg, S.G., Myatt, L. and Clark, K.E. (1996) Elevation of nitrate levels in pregnant ewes and their fetuses. *American Journal of Obstetrics and Gynecology* 174, 573–577.

Zaldivar, R. and Wetterstrand, W.H. (1978) Nitrate nitrogen levels in drinking water of urban areas with high- and low-risk populations for stomach cancer: an environmental epidemiology study. *Zeitschrift für Krebsforschung und Klinische Onkologie* 92, 227–234.

Zandjani, F., Høgsaet, B., Andersen, A. and Langård, S. (1994) Incidence of cancer among nitrate fertilizer workers. *International Archives of Occupational and Environmental Health* 66, 189–193.

Zangerle, R., Fuchs, D., Reibnegger, G., Werner-Felmayer, G., Gallati, H., Wachter, H. and Werner, E.R. (1995) Serum nitrite plus nitrate in infection with human immunodeficiency virus type-1. *Immunobiology* 193, 59–70.

Zeballos, G.A., Bernstein, R.D., Thompson, C.I., Forfia, P.R., Seyedi, N., Shen, W., Kaminski, P.M., Wolin, M.S. and Hintze, T.H. (1995) Pharmacodynamics of plasma nitrate/nitrite as an indication of nitric oxide formation in conscious dogs. *Circulation* 91, 2982–2988.

Zeilmaker, M.J. and Slob, W. (1995) Physiologically based toxicokinetic modelling of nitrate and nitrite: implications for the safety evaluation of nitrate. In: *Proceedings of the International Workshop on Health Aspects of Nitrates and its Metabolites (Particularly Nitrite)*, Bilthoven (Netherlands), 8–10 November 1994. Council of Europe Press, Strasbourg, pp. 299–312.

Zhu, L., Gunn, C. and Beckman, J.S. (1992) Bactericidal activity of peroxynitrite. *Archives of Biochemistry and Biophysics* 298, 452–457.

Zmirou, D., Lefevre, F. and Cote, R. (1993) Incidence de la méthémoglobinémie du nourrisson en France: données récentes. In: *Colloque: 'Les nitrates'. Effet de Mode ou Vrai Problème de Santé?* Société Francais de Santé Publique, Ecole Nationale de la Santé Publique, Rennes, pp. 1–11.

Zmirou, D., Lefevre, F. and Cote, R. (1994) Incidence de la méthémoglobinémie du nourrisson en France: données récentes. In: *Les Nitrates. Effet de Mode ou Vrai Problème de Santé?* Collection Santé et Société. Société Française de Santé Publique no. 1, pp. 102–113.

訳者解題

1 硝酸塩を人は長い間飲んでいた

　硝酸の塩類を硝酸塩という。そのうち，もっとも古くから知られていたのはカリウム塩であり，硝石とも呼ばれた。硝石（70〜75％）に硫黄と木炭を混合したのが黒色火薬であり，唐の時代（618〜907）に中国で発明された。13世紀末の元寇でも用いられ日本武士を苦しめた。鉄砲の伝来とともに硝石も輸入されたが，やがて山草，ふん尿の堆積物から抽出する方法で国産され焔硝，あるいは煙硝と呼ばれた。富山県の五箇山の民俗資料館では加賀煙硝の製法や道具を見ることができる。

　この硝酸カリウムは薬としても長い間使われており，記録では12世紀まで遡ることができる。2006年はモーツアルト生誕250年に当たるが，この天才音楽家が6歳のときにシェーンブルン宮殿で発熱した際に黒色火薬を飲まされたという記録がある。幕末にシーボルトが日本に来たときに弟子の高良斉に伝えた『薬品応手録』にも硝石（ニトラスポータセ）が記載されていた（長崎薬学史，1999）。

硝酸カリウムには利尿剤などとしての効果があり，浮腫（むくみ）に効くと広く信じられていた。1日当たり2～4gもの量（ときによると60gも！）が処方されていたが，害作用が現われたという記録はない。兵舎では鉄砲火薬の1発分を1回分として頻繁に飲まれていたともいわれている（鎮静効果が期待されていた）。今でもインターネットを見ると，ある種の薬草には硝酸カリウムが含まれているので利尿効果があるという記事がある。歯がしみるのを軽減する効果もあるので，アメリカで市販されている歯磨きには今でも硝酸カリウムが使われているものがある。

　薬としてばかりでない。硝酸カリウムは高貴な婦人がビール代わりに愛用していた。その処方は本書の第1章に紹介してある。

　硝酸塩（カリウム塩やナトリウム塩）はハム，ソーセージなど肉製品の保存剤あるいは調味剤（色を鮮紅色に保ち，またボツリヌス中毒の予防にも効果が高い）としても広く使われており，日本でも食品添加剤として認められている（魚ソーセージなどにも認められている）。ボツリヌス中毒はきわめて危険であり，硝酸塩はそれを避けるためにほとんど必須と見られている。

2　硝酸塩とメトヘモグロビン血症

　このようによく飲まれ，あるいは食べられていた硝酸塩であるが，1945年にアメリカのコムリーが，小児のブルーベビー症（メトヘモグロビン血症）の発生が飲料水の硝酸塩濃度と関係していると報告してから，一転して硝酸塩は有害物と見られるようになった。メトヘモグロビン血症とは硝酸が還元されて亜硝酸となり，

これが腸から吸収されて血液中の赤血球のヘモグロビンと結合し，酸素との交換能力がないメトヘモグロビンになるために3か月以内の乳児では呼吸困難になる病気である。顔面が蒼白となることからブルーベビー症ともいわれる。3か月以上の乳児および成人ではメトヘモグロビン還元酵素の活性が高くなり発症することはない。

コムリーは飲料水中で硝酸態窒素（NO_3-N）の濃度がリットル当たり10mg以下（以下mg/Lと記載）であればこの病気は発生しないと報告した。その後アメリカではこの濃度が飲料水の基準となり，日本はこれに準じて水質基準を10mg/Lとした。ヨーロッパ諸国では濃度表示方法がちがっており，硝酸イオン（NO_3^-）として50〜100mg/L以下と規制された（硝酸態窒素濃度としては11〜22mg/L以下に相当）。規制濃度は国，時代によってかなり異なっている。

1970年代以降，メトヘモグロビン血症による死亡例はアメリカや西ヨーロッパではまったく見られなくなった（地下水中の硝酸塩濃度は必ずしも低くはなっていなかったのにもかかわらず）。かつて多数のメトヘモグロビン血症の発症が報告された東ヨーロッパでも第5章に示したように年々発生数は減少しているが，ここでも飲料水の硝酸塩濃度は今でも低くなっているわけではない。成人に対して大量に摂取させた非倫理的な実験もあるが，害作用は現われなかったのである。

結局メトヘモグロビン血症は硝酸塩濃度ばかりでなく，微生物により汚染した井戸水を与えた場合に，硝酸塩から多量の亜硝酸塩が生成した場合に限られることが明らかになった。アメリカや

ヨーロッパでは上水道の普及が進み,また私設井戸でも人家・畜舎からの汚水が入らないように,掘る場所,構造に注意が払われるようになった。メトヘモグロビン血症は症状こそ激烈であるがメチレンブルーかアスコルビン酸（ビタミンC）の注射で劇的な回復を見せ,また後遺症も見られない。住民の衛生教育が進むにつれてこの症状は発生しなくなったのである。

メトヘモグロビン血症は野菜中の硝酸塩でも発症が報告された。フランスではニンジンスープ（腸炎に効果があるとして幼児用食事療法に愛用された）を飲ませて発症した場合があったが,同じスープでもいつも発症するとは限らず,病院でつくった場合にはまったく発症することはなかった。この発生原因は本書の執筆者である父のリロンデルが1960年代に解明し,微生物汚染が関係していることが明らかになった。スープを室温で不注意に放置すると微生物が繁殖して硝酸塩が亜硝酸塩に変化し,これが発症原因となったのである。つくった直後や冷蔵してあまり時間をおかなければ発症することはなかった。

なおこのメトヘモグロビン血症は3か月以内の乳児にのみ発生するもので成人では見られない。なぜ乳児のみで発生するかについては,胃酸の分泌が少ないなどともいわれたが,少なくとも胃酸は生まれたあとすぐに分泌され始めることが明らかになった。メトヘモグロビン還元酵素の働きが弱いこととともに,発症が下痢に伴っている場合が多く,このような場合に乳児の体内で,亜硝酸塩の生成が起こるのであろう。わが国でもメトヘモグロビン血症の発症が報告されているが,ほとんどはフェナセチンなどの薬品によるものである。

3 硝酸塩と発ガン性との関連

　発ガン性についてもきびしく論議された。飲料水中の硝酸濃度と住民の発ガン率に相関があるという疫学的調査例がインターネットにも多く報告された。しかし硝酸塩の要因に他の発ガン性に関連する要因が絡んでいる場合も見られ，これを整理すると今では硝酸塩濃度を発ガン性と直接関連づけることはできないと指摘されるようになった。人間に対する硝酸塩の供給量は飲料水よりも野菜のほうがずっと多く，実際，野菜を多く摂取するグループは硝酸の摂取量は野菜をあまり食べないグループに比較して多いが，発ガンの率はむしろ低かった。厳密な対照グループを設定した疫学的調査では発ガン性と相関が高いことはなかったのである。さらに硝酸塩肥料工場の労働者は日常的に硝酸塩の粉塵に触れ，体内摂取量も多いが，発ガン率はその地域に住むほかの労働者より高いことはなかったとイギリスの調査で明らかになった。

　前川昭彦らは1970年代後半に国立衛生試験所で精密なラットによる2年間にわたる動物試験を行ない，硝酸カリウムを飼料中に5％もの高濃度で与えてもガンの発生は対照無添加区の動物に比較して低くなりこそすれ，増加することはなかったと報告した。10％を与えたラットでは体重の減少が見られたが，これほどの高濃度の塩類を毎日では食欲不振になったため，必ずしも硝酸塩の害のせいではなかったといわれている。この報告はWHO/FAOなどの国際機関でも評価されている。EUあるいはアメリカにおいて硝酸塩，亜硝酸塩はいずれも発ガン性はないと結論している。

マギーらは1973年にニトロソアミン類に強い発ガン性をもつものが多いことを報告しており，このニトロソアミン類が亜硝酸塩と第2級アミン類（魚などに含まれていることが多い）と反応して生成する可能性があることが注目された。しかしその後の研究により人間の消化器官内で実際に発ガン性があるニトロソアミンが有害となるほどに生成する証拠が得られておらず，現在はニトロソアミンが消化器官で生成しガンになることは否定的に見られている。またアスコルビン酸（ビタミンC）にニトロソ化反応を抑制する効果があること，そのため野菜を多く食べることは（たとえ硝酸塩を多く含んでいるとしても），ガンの抑制になることも明らかになった。

4 硝酸塩についてのその他のクレーム

メトヘモグロビン血症と発ガン性が硝酸塩に対するクレームではもっとも大きなものであるが，その他にもいろいろなクレームが議論された。母親，胎児および小児に対する健康リスクの増加，遺伝子毒性リスク，先天的奇形のリスクの増加，甲状腺肥大傾向，高血圧の早期発生，小児糖尿病の発生増加，その他たとえば視聴覚刺激に対する反射運動機能の低下などがある。それらについて本書でもていねいに紹介されているが，これらは他の研究者の追試によって支持されることはなく，必ずしも広く支持され認められるものとはなっていない。

実は硝酸塩が害になる例は，人間に対する問題以前からウシなどで硝酸塩中毒としてよく知られていた。硝酸塩が多い牧草やト

ウモロコシ（とくに茎の地ぎわの部分に多い）を食べて発生する中毒である。これも硝酸塩中毒というよりは亜硝酸塩中毒なのであるが，その発生原因はウシなど反芻動物の消化器官の構造に関係している。すなわち反芻動物の第一胃（ルーメン）では胃酸の分泌がなく，食べたものは中性で体温に長時間保たれている。そのためルーメン内では微生物が増殖し，その作用で繊維の多い飼料が消化・分解され，腸で吸収されるようになっているのである。この際に硝酸塩を摂取するとこの微生物の作用により還元されて亜硝酸塩が生成し，メトヘモグロビン血症により中毒となる。これもアスコルビン酸とメチレンブルーの注射で回復する。

人間やラットなどの非反芻動物では胃で塩酸が分泌されて胃内のpHは1前後と低く，ここでは通常の微生物は増殖することがなく，ウシの場合のように胃内で亜硝酸塩が大量に生成することはないのである。したがってウシの中毒は人間に対する害作用と区別する必要がある。

5 硝酸塩の規制問題

このように硝酸塩の害作用は大きなものではない。亜硝酸塩の動物に対する害作用は硝酸塩よりほぼ1桁以上大きいと考えられているが，亜硝酸は不安定であり酸性条件ではすぐに分解する。地下水や野菜中では硝酸塩は安定であるが，亜硝酸塩はほとんどない。ただ貯蔵中に微生物の作用（腐敗・変質）を受けると亜硝酸塩が生成する。漬物などでは亜硝酸塩がよく検出される。

飲料水中の硝酸塩についてはコムリーの報告に従って規制値が

設定されたが，その値はアメリカ（日本も同じ）とヨーロッパ諸国では同じではない。また飲料水源となる地下水での硝酸塩濃度もヨーロッパ諸国では日本に比較するとかなり高いようである（アメリカでも中・西部では高い値が報告されている）。イギリスでは日本の規制値（10mg/L）では水源を確保することが難しく，渇水の年には3か月もの間規制値を超えた水を供給せざるを得なかった。しかしその間，メトヘモグロビン血症などの発生はまったくなかったのである。

　これまでWHO/FAOでは世界の専門家を集めて硝酸塩と亜硝酸塩の日摂取許容量を設定した。この論議では前記の前川らの報告（1982）も参考にしてはいるが，前川らの実験結果から計算される許容量はずっと大きな値であり，これに対してWHO/FAOでは通常このような試験で用いられている安全係数の100という値を恣意的に500とし，遮二無二低い値としているなど批判がある。またWHO/FAOでは野菜中からの硝酸塩供給量が多いことを認めながら，野菜にはガンの発生抑制などのメリットがあることから，硝酸塩を与えた動物実験で得られた許容量を適用することはできないと述べている。暗黙に野菜中の硝酸塩の規制値を設定することはできないと認めているのである。

　このような背景があるのにもかかわらず，EUでは2001年に野菜中の硝酸塩の規制値を設定した。ホウレンソウ・レタスが対象であり，季節によって異なった規制値が決められている。しかし季節によって硝酸塩の害作用（あるとしても）がちがうわけがなく，季節により異なる値とは何を意味するのだろうか。EUは多くの国の連合組織である（現在25国が加入）。その域内では同じ

規制が必要であり，EU加盟以前から国内にある規制を統一する必要があった。野菜中の硝酸塩についてはいくつかの国で規制値があったため，EU内での流通の混乱を避ける必要があることからEUとしての規制値を設定せざるを得なかったのである。規制に科学的根拠はなく，規制値も動物実験で確立されたものでもない。

EUでの野菜中硝酸塩の規制は，オランダではビートなどに拡張されている。またEU規則により国内での実態調査が義務づけられているため，オランダやイギリスでは国内検査組織を見直し，毎年検査結果が報告されており，インターネットで見ることができる。この報告によると，規制値を超えるサンプルも数パーセント見られるが，今のところサンプリングが市場で行なわれ，必ずしも生産農家との関係が明らかでないため罰則が適用されることはなく，超過しても流通を止めることはない。超過しても健康にただちに影響するものではないと解析されている。しかしオランダなどでは硝酸塩濃度を超過した農家を明らかにし，EU農業補助金の支払いにまで関連させようという議論があることも事実である。

これまで述べたようにこの規制は根拠が弱いものであり，どこまで妥当なのか考えなければならないだろう。

6 硝酸塩は人間に有用なのではないか

人間体内における硝酸塩の動態については最近新しい知見が得られている。硝酸塩は体内でも生成しており，たとえ体外から硝

酸塩の供給をゼロにしても体内ではある量の硝酸塩の生成が認められるようになった。ある種の病気になると，この体内生成量が増加し代謝されているのである。そればかりではない。感染予防，高血圧，脳卒中などの心臓血管病の防止，胃ガンのリスクを軽減するのにも硝酸塩が役立っている報告が見られるようになっており，第7章で解説されている。

唾液中には硝酸塩の分泌があるが，これが口内微生物（歯の隙間や舌に生息）の作用で亜硝酸塩になり，殺菌力を発揮するために，動物の母親が子どもをなめたときに殺菌効果が現われるなど，日常的な観察でもうなずけるものがある。

心臓血管病との関連では一酸化窒素の効果が注目されている。一酸化窒素と血管の弛緩との関係が明らかになり（フルヒゴット，イグナーロとムラードが1998年にこの業績でノーベル賞を受けた），血管病との関係や心臓発作の場合に与えるニトロ剤（ニトログリセリン）の作用機作が明らかになったことで注目されている。一酸化窒素には神経伝達系で信号となる働きもあり，20世紀末最大の発見とまでいわれている。植物でも一酸化窒素の機能が研究され始めている。かつて大気汚染物質としか考えられていなかったこの気体を考えると，大きな驚きである。一酸化窒素は水に溶けると，硝酸塩と亜硝酸塩を生成し，また亜硝酸塩が分解するときにも生成するのである。

胃ガンとの関連について，最近では硝酸塩による抑制作用に興味がもたれている。前川ら（1982）の実験は，当初は発ガン性があるのではないかとの想定で開始されたものであるが，結果を見るとむしろガンの発生は少なくなっていた。その後，他の研究者

によってもガン抑制になる結果が報告されるようになっている。最近注目されているのは，胃ガンをおこすヘリコバクター・ピロリ菌との関連である。ピロリ菌による胃ガンの発生はオーストラリアのマーシャルとワーレンが明らかにし，2005年にノーベル賞を受賞した。このピロリ菌は亜硝酸塩に感受性が高いことが日本の研究者によって明らかにされている（長田久美子ら，1998など）。亜硝酸塩は胃ガンを抑制する可能性があることを示している。

このような新しい知見はこれまでの硝酸塩に対する価値観を完全に逆転させるものである。これまでの既成概念に捉えられて硝酸塩の機能についての研究はややもすれば遅れていたとも指摘されている。新しい概念の芽が阻害されてはならない。

リロンデルはこの本の最後に，「硝酸塩の歴史は，50年以上も続いた世界的規模での科学の誤りである。今こそこの遺憾な，そして高くついた誤解を正すときである」と結論している。

7 著者リロンデル親子

著者ジャン・リロンデルはフランス・カン大学小児科教授であり，1970年代に幼児メトヘモグロビン血症の治療にあたり発生原因を解明した。その間に集められた膨大な研究成果を，その死（1995年）のあと，子息のジャン・ルイ・リロンデルがとりまとめ最初フランスで出版され（1996），その後英訳された（2002）。ジャン・ルイは，やはりカン大学でリュウマチ病科の医者となっている。

本書の序文を書いたフランス栄養学会の学長であったルトラデ

ット教授は，著者の父ジャンはその生涯を真実の追究者であったと紹介し，この本は論争を引き起こそうとするものではなく，医学者，農学者，政策立案者，保健関係者が現在の必要以上に厳しく消費者に無用な不安をかきたてている規制を見直すことを推進しようとするものであると述べている。

訳者　越野正義

訳者略歴

越野　正義（こしの　まさよし）

昭和10年（1935），札幌市生まれ。
昭和32年（1957）3月，北海道大学農学部農芸化学科卒業。
　農林省農業技術研究所，草地試験場，北海道農業試験場などを経て，平成5年（1993），農業環境技術研究所資材動態部長。平成7年（1995）退官。その後，全農肥料農薬部技術主管，（財）肥糧検定協会専務理事，技術参与などを勤めたのち，平成17年（2005）退職。この間，平成16年（2004）10月に，内閣府食品安全委員会「肥料のリスク評価」検討委員として，文献調査および報告書の作成にあたる。
平成12～16年，土壌肥料学会副会長，現在，同監事。
　主な著書に，『詳解肥料分析法』養賢堂（1962, 1973, 1988），『肥料と環境保全——化学肥料の影響と廃棄物の肥料化』ソフトサイエンス社（1976），『肥料製造学』養賢堂（1986），『環境保全と新しい施肥技術』養賢堂（2001），『肥料の事典』朝倉書店（共著，2006），『農業技術大系　土壌施肥編』農文協，共著など。

硝酸塩は本当に危険か
―崩れた有害仮説と真実―　　　　自然と科学技術シリーズ

2006年12月25日　第1刷発行

　　著者　J. リロンデル，J-L. リロンデル
　　訳者　越野　正義

　　発行所　社団法人　農山漁村文化協会
　　郵便番号　107-8668　東京都港区赤坂7丁目6―1
　　電話　03（3585）1141（営業）　03（3585）1147（編集）
　　FAX　03（3589）1387　　振替　00120-3-144478
　　URL http://www.ruralnet.or.jp/

ISBN978-4-540-06301-5　　　　　製作／(株)新制作社
〈検印廃止〉　　　　　　　　　　印刷／(株)平文社
© 2006　　　　　　　　　　　　 製本／根本製本(株)
Printed in Japan　　　　　　　　定価はカバーに表示
乱丁・落丁本はお取り替えいたします。

═══ 自然と科学技術シリーズ ═══

作物にとって雨とは何か
―「濡れ」の生態学
木村和義著 葉からの養分流亡＝リーチングも含め，作物の生理作用の演出家としての雨の姿を浮きぼりにする。　　　　　　1,600円

生命にとって塩とは何か
―土と食の塩過剰
高橋英一著 生物にとって塩とは何なのか。生命の誕生までさかのぼり，その生理生態的意味を現代的に追究。　　　　　　1,470円

病原性とは何か
―発病のしくみと作物の抵抗性
奥八郎著 作物の巧妙な抵抗力のしくみから，抵抗力を生かす新しい農薬や防除法を考える。　　　　　　　　　　　　　　1,600円

天敵利用と害虫管理
根本久著 欧米の天敵資材利用の実態と日本での課題を明らかにし，在来天敵を生かす防除体系の筋道を提起。　　　　　　1,740円

作物の生理活性―自立生育のしくみ
菅 洋著 作物の生育を支配する植物ホルモン，生理活性の最新知見から新しい作物像，技術観を提起する。　　　　　　　1,470円

風と光合成―葉面境界層と植物の環境対応
矢吹萬壽著　　　　　　　　　　　　　　　　　　　　1,850円

氷温貯蔵の科学―食味・品質向上の革新技術
山根昭美著　　　　　　　　　　　　　　　　　　　　1,680円

光合成細菌で環境保全　小林達治著　　　　　　　1,850円

微生物の農業利用と環境保全
―発酵合成型の土と作物生産　比嘉照夫著　　　1,850円

（価格は税込。改定の場合もございます。）